Paul Julius Möbius

Über den physiologischen Schwachsinn des Weibes

Verlag
der
Wissenschaften

Paul Julius Möbius

Über den physiologischen Schwachsinn des Weibes

ISBN/EAN: 9783957004055

Auflage: 1

Erscheinungsjahr: 2015

Erscheinungsort: Norderstedt, Deutschland

Hergestellt in Europa, USA, Kanada, Australien, Japan
Verlag der Wissenschaften in Hansebooks GmbH, Norderstedt

Verlag
der
Wissenschaften

Ueber den physiologischen Schwachsinn des Weibes.

Von

P. J. Möbius.

Vierte Auflage.

Halle a. S.
Verlag von Carl Marhold.
1902.

Die erste und zweite Auflage dieser Abhandlung ist in der

Sammlung zwangloser Abhandlungen
aus dem Gebiete der
Nerven- und Geisteskrankheiten.
Herausgegeben von
Dr. med. Konrad Alt,
Direktor und Chefarzt der Landes-Heil- und Pflege-Anstalt Uchtspringe (Altmark).
III. Band, Heft 3

erschienen.

Inhalts-Uebersicht.

Vorwort.

Freundliche und unfreundliche Theilnahme hat auch die dritte Auflage gefunden. Es hat sich herausgestellt, dass man diese Schrift sehr gut als Reagens für weibliche Urtheilskraft verwenden kann. Ist man über die Befähigung einer Frau nicht im Klaren, so lässt man sie den „Schwachsinn“ lesen. Wenn sie dann meint, eigentlich habe der Verfasser so Unrecht nicht, so schliesse man sie in die Arme, denn sie ist eine ausgezeichnete Frau. Die Probe hat sich schon recht oft bewährt.

Zum Troste der kritischen Damen will ich bemerken, dass diesmal die schwächste Kritik von einem Manne herrührt: sie steht in der „Jugend“. Ich bedaure es und das Verhalten vieler Männer überhaupt, denn es kommt mir gerade darauf an, den Männern klar zu machen, wie thöricht der Feminismus ist. Aber mit welchen Vorurtheilen hat man da zu kämpfen! Neulich besuchte mich ein psychologischer Freund. „Sie haben Unrecht mit ihrer Behauptung, dass das Weib weniger werth sei als der Mann.“ Das behaupte ich gar nicht; ich sage nur, ihre Gehirnleistungen seien geringer. „Auch das können Sie nicht beweisen, oder wie?“ Nun, einfach dadurch, dass man im Einzelnen die wichtigsten Gehirnleistungen vergleicht, ihre Maxima und den Durchschnitt. „Da werden Sie sicher Eigenschaften finden, die bei dem Weibe höher entwickelt sind.“ Welche denn? Er dachte eine Weile nach und sagte dann: „oh, die Aufopferungsfähigkeit.“ Da musste ich lachen und antwortete: oh, Ihr Psychologen, wenn man auf Euch schlägt, kommen Motten heraus. Ist denn die Fähigkeit, sich zu opfern, eine Grundkraft? Ist nicht Werth und Bedeutung des Opfers ganz verschieden nach dem, was und für was geopfert wird? Freilich lässt sich das Lamm zur Schlachtbank führen, aber ist das eine Leistung? Fragt man nach der That, so kann gar kein Zweifel darüber sein, dass zu allen Zeiten der Mann mehr Opfer gebracht hat als das Weib.

Mit der Opferfrage hängt die nach der Moralität überhaupt zusammen. Allzuoft muss ich hören: ja, intellectuell steht das Weib unter dem Manne, aber moralisch nicht. Gern bemächtigt sich die Schönrednerei der Sache: der Mann sei der Kopf, das Weib das Herz, oder ähnliches sagt man, als ob blumige Reden zur Klarheit führten. Es ist peinlich, wenn man einfache Verhältnisse erläutern muss, aber für die, deren eigenes Nachdenken nicht ausreicht, oder die die Wirklichkeit nicht ruhig sehen können, will ich noch ein paar Worte sagen. Jeder Mensch weiss, wenn er zu handeln hat, was „das Rechte" ist. Es ist gleichgiltig, welcher Moral er anhängt, ob er sich auf eine Offenbarung oder die Vernunft bezieht, eine Stimme, die freilich bald laut und deutlich, bald leise und undeutlich zu sein scheint, sagt ihm, was im gegebenen Falle für ihn moralisch ist, und wir nennen diese Stimme das Gewissen. Mag man über das Gewissen und seine Entstehung denken, wie man will, es ist da und nur dann, wenn der Fall sehr verwickelt oder der Mensch krank ist, weiss man nicht, was man möchte und was man soll. Verachtet der Mensch die Aussage des Gewissens, so handelt er böse, giebt er ihr Recht und thut er doch das andere, so handelt er schwach, folgt er ihr, so handelt er gut. Der Böse und der Schwache ziehen ihren Vortheil dem „Rechten" vor, mag es sich um Gewinnsucht, um Eitelkeit, um Liebe oder um sonst was handeln. Wenn der Gute diesen eigensüchtigen Trieben nicht folgt, die er doch auch hat, so muss ihm eine besondere Kraft eigen sein, die man (mit Vorbehalt weiterer Erörterungen) die moralische Fähigkeit nennen kann. Die moralische Fähigkeit kann siegen, entweder weil sie besonders stark ist, oder weil die entgegenwirkenden Triebe schwach sind. Im allgemeinen wird sie, wenn moralisches Handeln eintreten soll, um so stärker sein müssen, je stärker die anderen Triebe sind. Es ist daher ersichtlich, dass, wenn überhaupt die männlichen Triebe stärker sind als die weiblichen, der Mann ohne stärkere moralische Kraft nicht einmal die gleiche Moralität erreichen könnte wie das Weib. Ich denke, in diesem Gedankengange versteht man am leichtesten, wie das Weib da und dort ein Plus von Moralität zu haben scheint wegen der Schwäche der störenden Triebe, wie andererseits dem Manne das rechte Handeln erschwert wird. Man muss aber noch ein Weiteres bedenken. Das Endziel oder das höchste Gut (man kann auch sagen: der Wille Gottes) besteht darin, dass im Ganzen des Raumes und der Zeit die Lust wachse (sich ausbreite und veredele), die Unlust abnehme. Je mehr und je erfolgreicher sich ein Mensch dem höchsten Gute zuwende, d. h. je mehr er den Willen Gottes thut, um so mehr ist er in einem höheren Sinne moralisch. Ich würde wohl meine Leser beleidigen, wenn ich aus Geschichte und Leben nachweisen wollte, dass diese active Moralität, die das Rechte aufsucht, mehr männlichen als weiblichen Charakter hat. Der Irrthum, dass das Weib an Moralität dem Manne gleiche oder ihn übertreffe, ist offenbar nicht nur dadurch entstanden, dass die moralische Fähigkeit im Weibe durchschnittlich geringere Widerstände findet, als beim Manne, sondern auch dadurch, dass das Weib vermöge seiner natürlichen Aufgabe geistig anders zusammengesetzt ist, dass in ihm das Verhältniss der Triebe zu einander anders ist. Weil der Bau der weiblichen Seele einfacher ist als der der männlichen, giebt es in ihr weniger Kampf. Die Gattenliebe und die Mutterliebe sind so viel stärker als die anderen Triebe, dass sie unter normalen Verhältnissen ohne Mühe den Sieg erlangen. Man rühmt die weibliche Geduld. Da, wo sie des Rühmens werth ist, in der Kinderstube, am Krankenbette u. s. w., wird sie von dem weiblichen Liebesgefühle getragen. Aber vielfach sonst, bei einförmiger Arbeit, im Erdulden von allerhand Widerwärtigkeiten, ist doch eine Art von Stumpfheit dabei, ein Mangel an Kraft und Lebhaftigkeit des Geistes. Der Mann würde sich empören oder davonlaufen, er hebt seine Geduld für die Gelegenheiten auf, wo es sich lohnt, und in der ihm angemessenen Thätigkeit ist seine Geduld gross genug. So ist es auch mit den übrigen „weiblichen Tugenden.“ Steckt die Liebe dahinter, so wird es etwas

Gutes. Sonst aber kommen kleine verneinende Tugenden heraus oder gar schlechtweg Verneinungen. Alle Eltern wissen, dass Töchter leichter zu erziehen sind als Söhne, aber sie halten jene darum nicht für moralischer als diese. Im Leben ist die Sache klar, aber in der Literatur hört der gesunde Menschenverstand auf. Man hat ein Recht, die weiblichen Vorzüge zu preisen (und die Männer haben das jederzeit redlich gethan), aber man rede vom Nützlichen, Anmuthigen, Rührenden, spiele sich nicht immer auf das Moralische hinaus. —

Nun will ich noch ein paar Worte sagen über einige Bücher, die ich neuerdings kennen gelernt habe. Ein wackerer Kämpfer ist F. Bettex[1]), ein Schweizer, der in Stuttgart lehrt. Er setzt die Unterschiede der Geschlechter sehr gut auseinander und leuchtet den Faselhänsen, den Feministen, kräftig heim. Freilich ist sein Ausgehen von Bibelworten nicht nach jedermanns Geschmack und ich kann ihm auch sachlich nicht in allem folgen.

Die wichtige Frage, inwieweit die Mutterschaft sich mit geistiger Arbeit des Weibes vertrage, haben Adele Gerhard und Helene Simon[2]) in anerkennenswerther Weise untersucht. Sie haben einerseits die Biographieen studirt, andererseits eine grössere Zahl von weiblichen Personen, die in einem der sogen. höheren Berufe arbeiten, um schriftliche Aeusserung gebeten. Im Einzelnen haben sie die Mutter als Schauspielerin, als Musikerin, als Malerin, als Dichterin, als Gelehrte, als Agitatorin und Journalistin betrachtet. Von 420 „Experten“, die genaue Angaben gemacht haben, waren 156 unverheirathet, 264 verheirathet. Kinderlos waren 213 (das sind die Unverheiratheten, die Frauen ohne Kinder und die, die nur todte Kinder geboren hatten). Mutter waren 267. Mehr als ein lebensfähiges Kind hatten 147 geboren. [Diese Angabe ist ungenügend; man müsste wissen, wie viele Kinder auf die Ehe kommen, denn es besteht die Vermuthung, Zweikinderehen möchten hier allzu häufig sein.] Als Gesammtergebniss

---

1) Mann u. Weib. Bielefeld u. Leipzig 1900. 2. Aufl. 8°. 219 S.

2) Mutterschaft und geistige Arbeit. Berlin 1901. G. Reimer, gr. 8°. IX und 333 SS.

ihrer Untersuchungen stellt sich den Vff. Folgendes dar. Für die meisten Gebiete „muss unumwunden anerkannt werden: da die Hinausschiebung geistiger Arbeit in ein späteres Lebensalter zuweilen Schädigung, oft direktes Verkümmern des Könnens bedeutete, so ist in der Mehrzahl der Berufe zwischen geistigem und künstlerischem Schaffen und dem erfüllten Frauenleben ein Conflikt unvermeidlich. Eine Lösung dieses Conflikts scheint uns ausgeschlossen, weil sowohl die Unterdrückung der Frau als Geschlechtswesen, als auch die Unterdrückung des Schaffenstriebes Gefahren für den Einzelnen wie die Allgemeinheit in sich birgt. Wenn, wie die Vff. anerkennen, ein Widerspruch besteht zwischen dem natürlichen Berufe des Weibes und dem künstlerischen oder gelehrten Berufe, so versteht es sich von selbst, dass dieser wider die weibliche Natur ist und dass die Weiber, die ihre Anlagen doch dazu treiben, von der weiblichen Natur abgewichen oder entartet sind. Die Vff. wollen von meinem Ausspruche, dass „gelehrte und künstlerische Frauen Ergebnisse der Entartung seien," nichts wissen, aber ihr ganzes Buch ist nichts als ein Beweis für diesen Satz. Nur muss man das Wort Entartung nicht im populären Sinne verstehen und dabei nicht an etwas denken, das in jeder Hinsicht schlecht wäre. Auch die gefüllten Blumen sind entartet, obwohl sie uns sehr gut gefallen. In praktischer Hinsicht ist den Vff. darin beizustimmen, dass der Widerspruch nicht zu lösen ist. Die ungewöhnlich begabten Mädchen werden geboren, wir mögen wollen oder nicht, und es wäre eine unnütze Grausamkeit, wenn man dem wirklichen weiblichen Talente Schwierigkeiten machen wollte. Die weiblichen Talent-Träger sind Opfer, sei es, dass sie um ihres Talentes willen auf den natürlichen Beruf verzichten, sei es, dass sie als Mütter versuchen müssen, zweien Herren zu dienen. Das ist nun nicht weiter schlimm, denn Opfer müssen gebracht werden, aber frevelhafter Leichtsinn wäre es, wenn man trotz der Erkenntniss des Widerspruches die Mädchen ohne Noth, d. h. ohne drängende Anlagen, in den Widerspruch hineintreiben wollte. Die Emancipation des Weibes ist gerechtfertigt, wenn entweder die materielle oder die geistige

Noth dazu treibt, aber sie ist selbst Noth, weil sie aus Noth entsteht. Die dagegen, die „um der Freiheit willen“ oder sonst aus Princip das weibliche Gehirn überreizen, treiben ein schändliches Spiel. Dass die Vff. dies, wenn auch mit schwerem Herzen, anerkennen, das gereicht ihnen zur hohen Ehre. Es mag ihnen deshalb nicht verübelt werden, wenn sie durch den „unersetzlichen Culturwerth“ der weiblichen Arbeit das Bedenkliche gerechtfertigt sehen. Es ist begreiflich, dass sie von den Leistungen ihrer Schwestern so gut wie möglich denken, wie sie denn auch mit dem Worte „genial“ äusserst freigebig sind, aber in Wahrheit ist es mit dem unersetzlichen Culturwerthe so so. Wirklich unersetzlich sind nur die Schauspielerinnen und die Sängerinnen. Dass die weiblichen Maler, Bildhauer, Gelehrten unersetzlich wären, wird kein Verständiger behaupten wollen. Bleibt also nur die Poesie, und zwar, da die eigentlichen Dichterinnen rarissimae aves sind, die Romanschreiberei. In der That hört man immer wieder, dass die Gefühle und Gedanken des schreibenden Weibes etwas ganz Eigenartiges („geheimnissvolle Welten“) seien. Jedoch, so anmuthig viele Frauen-Bücher auch sind, etwas Neues, Unentbehrliches wird man bei ihnen vergebens suchen. Die Vff. scheinen z. B. G. Sand für unersetzlich zu halten, aber es wäre wirklich kein Schade, wenn diese von Grund aus ungesunden Bücher nicht existirten.

Möge die gewissenhafte Arbeit der Vff. gute Früchte bringen. Möge der Nachweis, wie schwer es auch den geistig am besten ausgestatteten Mädchen und Frauen, dieser unendlich kleinen Minorität, geworden ist, Mannesarbeit zu thun und doch Mutter zu sein, möge er der Masse der Mittelmässigen als Warnung dienen.

Ganz neuerdings ist ein dickes Buch über die „Frauenfrage“ von Lily Braun erschienen [1]). Es ist mit grossem Fleisse und viel Besonnenheit geschrieben. Die Verfasserin beweist im Einzelnen ein klares Urtheil und weist viele der unsinnigen Feministen-Behauptungen als lächerlich oder über-

1) Die Frauenfrage, ihre geschichtliche Entwickelung und ihre wirthschaftliche Seite. Leipzig. S. Hirzel 1901. Gr. 8⁰. XII u. 557 SS.

trieben zurück. Alle ihre Angaben über Thatsachen stimmen mit meiner Auffassung sehr gut überein. Aber Gutes ist mit Schlimmem gemischt, weil zwei Grundanschauungen die Verfasserin beherrschen. Einmal hängt sie der allgemeinen Frauenbewegung an, die sich das Ziel gesetzt habe, „alle Frauen durch selbständige Arbeit aus ihrer wirthschaftlichen Versklavung zu befreien," d. h. von dem bösen Manne unabhängig zu machen, zum Anderen ist sie eine eifrige Socialdemokratin und möchte nichts, als der Noth des arbeitenden Volkes ein Ende machen. Sie sieht in der „Frauenbewegung" ein Erzeugniss der Noth und will sie doch begeistert fördern, sie beurtheilt das Wirthschaftliche gut und kann sich doch von der Feministenthorheit nicht losmachen. Soweit die Verfasserin als Feministin spricht und dem Weibe dieselben Fähigkeiten wie dem Manne zuschreibt, kommt wenig Lobenswerthes zum Vorscheine, ja zuweilen der reine Unsinn (auf S. 191 steht, die Schwachsinnigen hätten das grösste Stirnhirn!). Sie stimmt das alte Thorenlied an, man wisse noch gar nicht, was alles in dem kleinen Weiberkopfe stecke, u. s. f. Kurios ist, dass die Verfasserin zugiebt, dass bisher das weibliche Genie gefehlt habe, zugleich aber erklärt, in der Socialwissenschaft werde es erscheinen (wobei die Bescheidenheit verbietet, auf das eigene Buch hinzuweisen). Würde die Verfasserin den Feministenhochmuth aufgeben und die physiologische Wahrheit anerkennen, so würde ihr Buch gewinnen und das, was darin die Hauptsache ist, bliebe unangetastet. Die Feministen werden von der Sucht nach Emancipation geführt, sie wollen Freiheit um jeden Preis und gelangen zuletzt zum Anarchismus. Dieser aber hat mit dem Socialismus, der Abhilfe gegen die wirthschaftliche Noth durch das Gesetz, Gerechtigkeit, nicht blosse Freiheit will, nichts zu schaffen. Wenn die Socialdemokraten sich mit der feministischen Unwahrheit einlassen, so schaden sie ihrer Sache nur. Gleichberechtigung im vernünftigen Sinne kann nur bedeuten, dass Keinem Unrecht geschehe, dass Leistung und Gegenleistung einander entsprechen. Fordert man aber Gleichberechtigung, weil alle

Menschen gleich seien, wie es die alten Revolutionäre thaten, so fordert man Unsinn, denn die Menschen sind nicht gleich und am allerwenigsten sind die Geschlechter gleich. Frau Braun wird schon ihre Erfahrungen machen: die Feministen de pur sang werden sie zurückweisen, jemand aber, der auf meinem Standpunkte steht, kann ruhig ihre Ansichten über die Arbeiterinnen theilen. Thatsächlich kommt bei der „proletarischen Frauenbewegung“ jene unsinnige Gleichheit gar nicht in Betracht; hier handelt es sich einfach um Beseitigung des Elendes, das unsere unglücklichen Lebensverhältnisse erzeugen, um Gerechtigkeit gegen die Frauen und Mädchen, die ihr Brot erwerben müssen. Die Verfasserin zeigt uns allen Jammer, der an der Frauenarbeit hängt. Man kann sagen, sie male Grau in Grau, weil es doch nicht überall so schlecht steht, aber das ändert nicht viel, die Wirklichkeit ist greulich genug. Wahrscheinlich hat die Verfasserin auch darin Recht, dass nur der energische Kampf der unter einander und zugleich mit den männlichen Arbeitern verbündeten Arbeiterinnen gegen die Unternehmer eine gründliche Besserung herbeiführen könne. Ich mag darauf nicht eingehen, denn die Beurtheilung wirthschaftlicher Theorieen ist nicht meine Sache. Nur über das Endziel noch ein paar Worte. Nach der Verfasserin soll die Arbeiterin auch in der zukünftigen Gesellschaft Arbeiterin bleiben, nur soll dadurch, dass die häuslichen Arbeiten grösstentheils wegfallen, ihr Leben erleichtert werden. Wir wollen uns gern gefallen lassen, dass in Centralanstalten gekocht, gewaschen u. s. w. wird, wir sind auch damit einverstanden, dass das so erleichterte Weib sich anderweit nützlich mache, aber wir hoffen, dass in der besseren Zukunft die Geschlechter so unterschieden seien, dass der Beruf für den Mann Hauptsache und für das Weib Nebensache ist. Die wahre Mutterschaft und die Berufserfüllung im Sinne des Mannes werden immer unverträglich sein und auch in der fernsten Zukunft soll die Mutterschaft des Weibes Hauptberuf, sein etwaiger „Beruf“ Nebenamt sein.

M.

Ueber den physiologischen Schwachsinn des Weibes.

Von

P. J. Möbius.

Man kann vom physiologischen Schwachsinn des Weibes[1]) in zwei Bedeutungen reden.

I.

Es ist nicht leicht, zu sagen, was Schwachsinn sei. Man kann sagen: das, was zwischen Blödsinn und normalem Verhalten liegt. Indessen die Schwierigkeit liegt in der Abgrenzung des Schwachsinns gegen das normale Verhalten. Für das letztere haben wir nicht einmal ein deutsches Wort, denn Gesundheit ist durchaus nicht der passende Begriff, vollsinnig bezieht sich auf die Sinne, nicht auf den Sinn, scharfsinnig bedeutet eine Entwicklung des Sinnes über die Norm hinaus, geradsinnig geht auf das moralische Verhalten. Im gewöhnlichen Leben haben wir die Gegensätze: gescheit und dumm; gescheit ist einer, der unterscheiden kann, dem Dummen fehlt das kritische Vermögen. In der That dürfte

1) Es ist ganz ungehörig, zur Geschlechtsbezeichnung den Ausdruck „Frau" zu verwenden. Frau ist die ehrende Anrede und bedeutet Herrin, Domina, Dame, aber nach unserem Sprachgebrauche darf nur die Verheirathete als Frau bezeichnet werden. Wenn man von einer Frauenfrage, Frauenversorgung u. s. w. spricht, so meint man vorwiegend die Angelegenheiten der Weiber, die nicht Frau sind, denn die Frauen brauchen nicht versorgt zu werden u. s w., sondern die Ledigen und die Wittwen; man drückt sich also falsch aus. Dem Manne steht das Weib gegenüber und der Plural heisst nicht die Frauen, sondern die Weiber. Wenn die Weiber sich ihres Namens schämen sollten, so ist das schlimm genug, aber kein Grund, die Sprache zu vergewaltigen.

zwischen der Dummheit und den leichten Formen des Schwachsinnes kein wesentlicher Unterschied sein. Man wende nicht ein, Dummheit sei gesund, Schwachsinn krankhaft, denn diese Entgegenstellung ist im schlechten Sinne populär und beruht im Grunde auf der ungehörigen Einmischung von Werthurtheilen. Für die wissenschaftliche Betrachtung kann die landläufige Dummheit gerade so eine krankhafte Abweichung sein wie abnorme Kleinheit oder Schwachsichtigkeit u. s. w. Andererseits giebt es wirklich einen physiologischen Schwachsinn, da das Kind schwachsinnig ist im Vergleiche mit dem Erwachsenen und da man doch das Altwerden nicht als Krankheit bezeichnen kann (trotz dem senectus ipsa morbus), mit dem Altwerden aber eine Abnahme der geistigen Leistungsfähigkeit früher oder später eintritt. Uebrigens braucht auch die Sprache das Wort dumm bei krankhaften Veränderungen: er ist durch das Trinken, oder durch eine hitzige Krankheit dumm geworden. Indessen, auch wenn wir die Dummheit zum Schwachsinne rechnen, die Schwierigkeit ist deshalb nicht beseitigt, weil die Grenze der Dummheit nach oben nicht feststeht. In gewisser Hinsicht ist jeder dumm, der eine in der Musik, der andere in der Mathematik, dieser in den Sprachen, jener in Handel und Wandel u. s. f. Man müsste demnach partiellen und allgemeinen Schwachsinn unterscheiden. Mit gewissem Rechte wird man sagen, ja die besonderen Talente zählen nicht mit, es braucht Einer nur im Durchschnitte gute Fähigkeiten zu haben. Das ist es eben, was bedeutet der Durchschnitt, wie stellt man die Norm fest? Hier wie überall bei der Bestimmung feinerer pathologischer Formen, die mit den groben Angaben der gewöhnlichen Klinik nicht zu erledigen ist, stossen wir auf den Mangel eines g e i s t i g e n C a n o n. Für die Körperformen haben wir den Canon und können leicht bestimmen, ob diese oder jene Zahl von Centimetern noch normal sei, für die geistigen Fähigkeiten aber fehlt die Regel, hier herrscht die Willkür. Man denke nur an die Verschiedenheiten der Gutachten in zweifelhaften Fällen. Es wäre thöricht, zu behaupten, die jetzt herrschende Unsicherheit sei nothwendig, denn man könne keine Grenzen ziehen, wo in Wirklichkeit keine sind. So schlimm ist die Sache nicht; wenn man sich nur Mühe giebt, so wird es schon gelingen, annähernd einen Canon aufzustellen und die Unsicherheit, wenn nicht zu beseitigen, so doch einzuschränken. Im allgemeinen und auch in Puncto Schwachsinn dürfte der richtige Weg der sein, dass man nicht mehr vom Menschen schlechtweg spricht, sondern von bestimmten Menschenarten, dass man fragt, was kann man verlangen von diesem Alter, diesem Geschlechte, diesem Volke. Das normale Verhalten des Kindes ist bei dem Erwachsenen pathologisch, das des Weibes bei dem Manne, das des Negers bei dem Europäer. Vergleichung verschiedener Gruppen also ist die Hauptsache, denn nur so kann man erfahren, was von einem Gliede einer bestimmten Gruppe zu erwarten sei, nur so wird man verhüten, dass man einen Menschen dumm oder schwachsinnig nennt, weil er nicht das leistet, was irgend ein beliebiger Mensch leisten kann. M. a. W Schwachsinn ist eine Relation und Schwachsinn schlechtweg kann nur bedeuten im Vergleiche mit Seinesgleichen. Darf man nicht das Glied der einen Gruppe an dem der anderen messen, so darf man doch die Gruppen selbst einander gegenüberstellen. Ein Eskimo, der nicht bis hundert zählen kann, ist als Eskimo nicht schwachsinnig, aber weil es so ist, ist der Eskimo als solcher schwachsinnig im Vergleiche mit dem Deutschen oder Franzosen. Wie ist es nun mit den Geschlechtern? Das ist wohl von vornherein sicher, dass die männlichen und die weiblichen Geistesfähigkeiten sehr verschieden sind, aber findet ein Ausgleich statt derart, dass die Weiber hier mehr leisten, die Männer dort, oder sind die Weiber im Ganzen genommen schwachsinnig im Vergleiche mit den Männern? Das Sprichwort ist der letzteren Meinung, denn es sagt: lange Haare, kurzer Verstand, die moderne Weisheit aber will nichts davon wissen, ihr steht der weibliche Geist zum mindesten dem männlichen gleich. Ein Meer von Tinte ist wegen dieser Dinge verbraucht worden und doch ist von Uebereinstimmung und Klarheit keine Rede. Die beste Zusammenfassung, die ich kenne, ist der 1. Theil des Buches von Ferrero und Lombroso[1]), der von dem normalen Weibe handelt. Natürlich kann ich nicht allen einzelnen Angaben der Vff. zustimmen, noch mir alle ihre Constructionen aneignen, aber im Grossen und Ganzen ist hier der Beweis der geistigen Inferiorität des Weibes sehr gut geführt. Die Darstellung der Italiener umfasst 192 Druckseiten und ist doch aphoristisch. Wollte man gründlich verfahren, so entstände ein dickes Buch. Er ist daher begreiflich, dass ich hier nur das Wichtigste andeuten kann. Immer wird man gut thun, sowohl den directen als den indirecten Weg zu beschreiten, d. h. sich nicht nur auf die psychologische, sondern auch auf die anatomische Beobachtung zu beziehen.

Körperlich genommen ist, abgesehen von den Geschlechtsmerkmalen, das Weib ein Mittelding zwischen Kind und Mann und geistig ist sie es, wenigstens in vielen Hinsichten, auch. Im Einzelnen giebt es freilich Unterschiede. Beim Kinde ist der Kopf relativ grösser als beim Manne, beim Weibe ist der Kopf nicht nur absolut, sondern auch relativ kleiner[2]). Ein kleiner Kopf umschliesst natürlich auch ein kleines Gehirn, aber hier kann man, ebenso wie gegen Bischoff's Gehirnwägungen, die Ausflucht brauchen, ein kleines Gehirn könne ebenso viel werth sein wie ein grosses, da es die für das geistige Leben wichtigen Theile ebenso gut enthalten könne. Deshalb sind die vergleichenden Untersuchungen einzelner Gehirntheile wichtiger, wenigstens überzeugender. Hier kommen besonders die Ergebnisse Rüdinger's in Betracht, die mir nicht so bekannt zu sein scheinen, wie sie es verdienen. Rüdinger[3]) hat an ausgetragenen Neugeborenen nachge-

---

1) Das Weib als Verbrecherin und Prostituirte; von C. Lombroso und G. Ferrero. Deutsch von Kurella. Hamburg 1894.

2) Ich finde nicht selten bei mittelgrossen Weibern einen Kopfumfang von 51 cm. So etwas kommt bei Männern nicht vor, die geistig normal sind, nur bei krankhaft Schwachsinnigen, Idioten. Jene Weiber aber sind in ihrer Art ganz gescheit.

3) Ein Beitrag zur Anatomie des Sprachcentrums. Stuttgart 1882. p. 12 ff. Tafel I.

wiesen, dass „die ganze Windungsgruppe, welche die Sylvi'sche Spalte umrahmt, beim Mädchen einfacher und mit weniger Krümmungen versehen ist, als beim Knaben", dass, „die Reil'sche Insel des Knaben im Durchschnitt in allen ihren Durchmessern etwas grösser, konvexer und stärker gefurcht ist als beim Mädchen". Er hat an Erwachsenen gezeigt (ibid. p. 32 ff. Tafel IV.), dass der weibliche Gyrus frontalis tertius einfacher und kleiner ist als der männliche, besonders jener Abschnitt, der unmittelbar an den Gyrus centralis angrenzt. Die Besichtigung der Tafeln ergiebt, dass die Unterschiede sehr beträchtlich sind. Rüdinger hat ferner gezeigt, dass „an den weiblichen Hirnen der ganze mediale Windungszug des Scheitellappens und die innere obere Uebergangswindung in ihrer Entwickelung bedeutend zurückbleiben". Bei geistig niedrig stehenden Männern (z. B. einem Neger) fand er den weiblichen ähnliche Verhältnisse des Scheitellappens, während bei geistig hochstehenden Männern die mächtige Entwickelung des Scheitellappens ein ganz anderes Bild gewährte. Die allereinfachsten Verhältnisse fand Rüdinger bei einer bayrischen Frau, er spricht geradezu von „thierähnlichem Typus"

Demnach ist also nachgewiesen, dass für das geistige Leben ausserordentlich wichtige Gehirntheile, die Windungen des Stirn- und des Schläfenlappens, beim Weibe schlechter entwickelt sind als beim Manne und dass dieser Unterschied schon bei der Geburt besteht.

Gleich wie Mann und Weib dieselben Gehirnwindungen haben, nur von verschiedener Grösse, so haben auch beide dieselben geistigen Eigenschaften, ein Mehr oder Minder macht den Unterschied, keine Eigenschaft kommt, einem Geschlechte ausschliesslich zu. Die Sinne scheinen bei beiden Geschlechtern ungefähr gleich scharf zu sein. Lombroso glaubt gefunden zu haben, dass die Schmerzempfindlichkeit der Haut beim Weibe geringer ist. Angenommen seine Be-

1) Ein Beitrag zur Anatomie der Affenspalte und der Interparietalfurche beim Menschen. Bonn 1882. p. 6.

obachtungen fänden allgemeine Bestätigung, so würde es sich doch nicht um geringere Sinnesschärfe, sondern um geringere geistige Reaction auf starke Reize handeln. Auch der Umstand, dass zu feinen Unterscheidungen, z. B. beim Theeprüfen, Wollesortiren, Männer tauglicher sind, ist wohl so zu verstehen, dass sie kleine Unterschiede der Empfindung besser beurtheilen können. Andererseits ist die Freude der Weiber an Farben nicht als besserer Farbensinn aufzufassen, sondern durch geistige Beziehungen zu erklären. Anders ist es mit der motorischen Seite, denn an Kraft und Geschicklichkeit steht das Weib tief unter dem Manne. Wegen ihrer Schwäche ist sie vorwiegend auf Arbeiten angewiesen, die eine gewisse Geschicklichkeit erfordern, und dadurch entsteht der Glaube an die geschickten weiblichen Finger. Jedoch sobald ein Mann sich einer Weiberarbeit annimmt, als Schneider, als Weber, als Koch u. s. w., leistet er bessere Arbeit als das Weib. Im Grunde ist ja die Geschicklichkeit eine Leistung der Gehirnrinde wie die Beurtheilung der Sinnesempfindungen und wir werden wieder darauf hingewiesen, die Verschiedenheit der Geschlechter in den eigentlichen geistigen Fähigkeiten zu suchen. Einer der wesentlichsten Unterschiede ist wohl der, dass der Instinkt beim Weibe eine grössere Rolle spielt als beim Manne. Man kann in der Idee eine Reihe bilden, am einen Ende stehen Wesen, die ausschliesslich instinktiv handeln, am anderen solche, bei denen jede Handlung auf Reflexion beruht. Im allgemeinen ist der geistigen Entwickelung eigenthümlich, dass der Instinkt immer weniger, die Ueberlegung immer mehr zu bedeuten hat, dass das Gattungswesen mehr und mehr Individuum wird. Wir sprechen dann von Instinkt, wenn eine zweckmässige Handlung ausgeführt wird, ohne dass der Handelnde weiss, warum; sobald gewisse Umstände wiederkehren, arbeitet in uns ein Apparat und wir vollziehen eine Handlung, als ob eine fremde Vernunft uns dazu antriebe. Wir sprechen aber auch von instinktiver Erkenntnis, wenn wir zu Urtheilen gelangen, ohne zu wissen, wie. Im Grunde ist keine Handlung und Erkenntnis ohne Instinkt, denn ein Theil des Processes fällt immer in das

Unbewusste, aber es giebt doch Gradunterschiede. Je mehr Antheil das individuelle Bewusstsein am Erkennen und Handeln hat, um so höher ist das Individuum entwickelt, um so selbständiger ist es. Einen Zwischenzustand zwischen dem rein Instinktiven und dem klar Bewussten nennen wir Gefühl. Aus Gefühl handeln, aus Gefühl etwas für wahr halten, heisst, es halb instinktiv thun. Der Instinkt hat grosse Vorzüge, er ist zuverlässig und macht keine Sorgen; das Gefühl nimmt zur Hälfte an diesen Vorzügen theil. Der Instinkt nun macht das Weib thierähnlich, unselbständig, sicher und heiter. In ihm ruht ihre eigenthümliche Kraft, er macht sie bewundernswerth und anziehend. Mit dieser Thierähnlichkeit hängen sehr viele weibliche Eigenthümlichkeiten zusammen. Zunächst der Mangel eigenen Urtheils. Was für wahr und gut gilt, das ist den Weibern wahr und gut. Sie sind streng conservativ und hassen das Neue, ausgenommen natürlich die Fälle, in denen das Neue persönlichen Vortheil bringt, oder der Geliebte dafür eingenommen ist. Wie die Thiere seit undenklichen Zeiten immer dasselbe thun, so würde auch das menschliche Geschlecht, wenn es nur Weiber gäbe, in seinem Urzustande geblieben sein. Aller Fortschritt geht vom Manne aus. Deshalb hängt das Weib vielfach wie ein Bleigewicht an ihm, sie verhindert manche Unruhe und vorwitzige Neuerung, sie hemmt aber auch den Edlen, denn sie vermag das Gute vom Bösen nicht zu unterscheiden und unterwirft schlechtweg alles der Sitte und „dem Sagen der Leute“. Der Mangel an Kritik drückt sich auch in der Suggestibilität aus. Der Instinkt herrscht nicht wie beim Thiere fast ganz allein, sondern er ist mit individuellem Denken verbunden, dieses aber ist nicht kräftig genug, allein zu gehen, muss sich auf fremdes Denken stützen, das Voreingenommenheit, Liebe oder Eitelkeit als vertrauenswerth erscheinen lassen. So ergiebt sich der scheinbare Widerspruch, dass die Weiber als Hüterinnen alter Sitte doch jeder Mode nachlaufen, conservativ sind und doch jede Absurdität aufnehmen, sobald geschickt suggerirt wird. Mit der Ablösung vom ursprünglich Instinktiven, mit dem Ichwerden und dem Wachsen des individuellen Denkens wächst zunächst der Egoismus, oder richtiger, das seiner Natur nach egoistische Einzelwesen, das, solange es nur seinen Trieben gehorcht, unbewusst auch zum Vortheile der Anderen handelt, wird, wenn es anfängt zu denken, den socialen Trieben zuwider handeln. Erst eine hohe geistige Entwickelung giebt die Einsicht, dass durch Förderung des allgemeinen Wohles auch das eigene Wohl gefördert wird. Die meisten Weiber bleiben in dem Mittelzustande: Ihre Moral ist durchaus Gefühlsmoral oder unbewusstes Rechtthun, die Begriffsmoral ist ihnen unzugänglich, und die Reflexion macht sie nur schlechter. Zu dieser Einseitigkeit kommt die durch ihre natürliche Stellung bedingte Enge des Gesichtskreises. Sie leben in den Kindern und dem Manne, was jenseits der Familie ist, interessirt sie nicht. Gerechtigkeit ohne Ansehen der Person ist ihnen ein leerer Begriff. Es ist durchaus unrichtig, die Weiber unmoralisch zu nennen, aber sie sind moralisch einseitig oder defect. Soweit ihre Liebe reicht, sofern angeschautes Leiden ihr Mitleid erweckt, sind sie oft jeder Aufopferung fähig und beschämen nicht selten den kälteren Mann. Aber sie sind von Herzen ungerecht, sie lachen innerlich über das Gesetz und verletzen es, sobald die Furcht oder die Dressur das zulassen. Dazu kommt die Heftigkeit der Affecte, die Unfähigkeit zur Selbstbeherrschung. Eifersucht und verletzte oder unbefriedigte Eitelkeit erregen Stürme, denen kein moralisches Bedenken Stand hält. Wäre das Weib nicht körperlich und geistig schwach, wäre es nicht in der Regel durch die Umstände unschädlich gemacht, so wäre es höchst gefährlich. In den Zeiten politischer Unsicherheit hat man mit Schrecken die Ungerechtigkeit und Grausamkeit der Weiber kennen gelernt, ebenso an den Weibern, die unglücklicherweise zur Herrschaft gekommen sind. Im gewöhnlichen Leben zeigen sich jene beiden Eigenschaften in der Regel nur bei der Thätigkeit der Zunge und beim Schreiben: Beschimpfungen, Verleumdungen, anonyme Briefe. Die Zunge ist das Schwert der Weiber, denn ihre körperliche Schwäche hindert sie, mit der Faust zu fechten, ihre geistige Schwäche lässt sie auf Beweise verzichten, also bleibt nur die Fülle der Wörter. Zanksucht und Schwatzhaftigkeit sind jederzeit mit Recht zu den weiblichen Charakterzügen gezählt worden. Das Schwatzen gewährt dem Weibe unendliches Vergnügen, ist der eigentliche weibliche Sport. Vielleicht lässt sich das verstehen, wenn man an die Übungspiele der Thiere denkt. Die Katze jagt hinter dem Balle her und übt sich dabei für die Mäusejagd, das Weib übt ihre Zunge während des ganzen Lebens, um zum Redekampfe gerüstet zu sein.

Nach dieser allgemeinen Charakteristik wären noch die sog. intellectuellen Fähigkeiten in Betracht zu ziehen. Man wird trennen müssen Aufnehmen und Bewahren der Vorstellungen, also Verständniss und Gedächtniss einerseits, willkürliche Verknüpfung der Vorstellungen, Bildungen neuer Urtheile andererseits. Verständniss und Gedächtniss sind bei vielen Weibern, soweit nicht besondere Talente in Frage kommen, durchaus nicht schlecht. Sie fassen, wenn sie wollen, recht gut auf und merken sich das Gelernte eben so gut wie die Männer. Da nun dazu kommt, dass sie fügsam und geduldig sind, so haben sie wirklich Anlage zum Musterschüler. Ueberall da, wo die Weiber es sich in den Kopf gesetzt haben, am höheren Unterrichte theilzunehmen, ist nur Eine Stimme darüber, dass sie ausgezeichnete Schülerinnen sind, und je gedankenloser der Lehrer ist, um so befriedigter pflegt er von dem eifrigen Lernen der Schülerinnen, das meist ein Auswendiglernen ist, zu sein. Wenn trotzdem die grosse Masse des weiblichen Geschlechts ausserordentlich wenig lernt und das Gelernte ausserordentlich rasch wieder vergisst, so liegt das nicht am Können, sondern am Wollen. Das Durchschnittsweib hat ausschliesslich persönliche Interessen, bietet das Lernen nicht einen persönlichen Vortheil in naher Aussicht, so ist es ihr widerwärtig. Interesse an der Sache ist nur ausnahmeweise vorhanden. Das relativ günstige Urtheil über die Aufnahmefähigkeit hat nun freilich sein Gegenstück an dem Nachweise der geistigen Sterilität des Weibes. Das Höchste ist, wenn ein Weib sich derart als guter Schüler beweist, dass sie im Sinne des Lehrers die von ihm erlernte

Methode handhabt. Dagegen ist das eigentliche „Machen“, das Erfinden, Schaffen neuer Methoden dem Weibe versagt. Sie kann sozusagen nicht Meister werden, denn Meister ist, wer was erdacht. Es ist ein beliebter Kniff der Männer, die den Weibern ihre Emancipation-Gelüste eingeflösst haben, und ihrer Nachbeterinnen, zu behaupten, es habe den Weibern nur an Übung gefehlt, sie seien wie die afrikanischen Schwarzen von den muskelstarken Männern zu Sklaven gemacht worden und in der Sklaverei sei ihr Geist verkümmert. An diese Behauptungen knüpfen sich gewöhnlich darwinistische Schwärmereien, die erworbene Gehirnatrophie habe sich vererbt, und umgekehrt sei zu erwarten, dass, wenn jetzt die Weiber ihr Gehirn übten, die Enkelinnen mit einem grossen Gehirn zur Welt kommen würden, Schwärmereien, die höchstens dann einen Sinn haben könnten, wenn es sich um Parthenogenesis handelte. Dreister, als es die „Feministen“ thun, kann man der Wahrheit gar nicht ins Gesicht schlagen. Am einfachsten ist es, auf die Gebiete hinzuweisen, die den Weibern jederzeit offen gestanden und auf denen sie sich nach Belieben bewegt haben. Die Musik z. B. ist doch nie männliche Domäne gewesen, im Gegentheile werden mehr Mädchen als Knaben in der Musik unterrichtet. Was ist nun dabei herausgekommen? Die Weiber singen und spielen, zum Theile ganz gut, aber damit ist die Sache zu Ende. Wo ist der weibliche Componist, der einen Fortschritt bedeutete? In der Malerei besteht nicht wie in der Musik ein Gegensatz zwischen dem schaffenden und dem ausübenden Künstler, alle malen, und ob einer dabei schafft, das ist nicht immer leicht zu sagen. Jedoch sieht man ohne Schwierigkeit, dass die grosse Mehrzahl der weiblichen Maler der schöpferischen Phantasie ganz entbehrt und über eine mittelmässige Technik nicht hinauskommt: Blumen, Still-Leben, Portraits. Ganz selten findet man ein wirkliches Talent und dann pflegen auch andere Züge den geistigen Hermaphroditismus darzuthun. Der Mangel am Vermögen, zu combiniren, d. h. in der Kunst der Mangel an Phantasie, macht die weibliche Kunstübung im Grossen und Ganzen werthlos. Aehnlich ist es auf andern Feldern. Ich erinnere an die Geburtshilfe, deren Entwicklung die Weiber eher gehemmt als gefördert haben[1]). Auch die Erzählerinnen, die ja z. Th. recht anmuthig schildern, und die überaus seltenen Dichterinnen bewegen sich auf gebahnten Pfaden, wuchern mit den Münzen, die Männer geprägt haben. Ja selbst die Kochkunst und die Kleiderkunst sind nur von Männern gefördert worden, diese erfinden die neuen Recepte und die neuen Moden. Alles, was wir um uns sehen, jedes Hausgeräth, die Instrumente des täglichen Gebrauches, alles ist von den Männern erfunden worden.

Dass die Wissenschaften im engeren Sinne von den Weibern keine Bereicherung erfahren haben, noch erwarten können, ist demnach begreiflich. Die wenigen weiblichen Gelehrten, deren Namen die Geschichte der letzten 2 Jahrtausende enthält, waren gute Schüler, nichts weiter. Das gilt freilich von den meisten männlichen Gelehrten auch, aber jene sind die Gipfel, diese bilden die untere Schicht, aus der sich erst die wahren Grössen der Wissenschaft erheben. Auch im gewöhnlichen Leben tritt die Unfähigkeit des weiblichen Geistes zur Combination, das Fehlen selbständigen Denkens einem täglich überraschend entgegen und bildet oft einen schroffen Gegensatz gegen die Leichtigkeit der Aneignung. Dazu kommt der Mangel an Sachlichkeit, der Wünsche zu Gründen und Abneigungen zu Beweisen macht. Andererseits bringt gerade der dem Weibe eigene Realismus, der nur Vortheil und Nachtheil bedenkt, rücksichtlos sein Ziel verfolgt, durch sachliche Erwägungen nicht gehemmt wird, praktische Vortheile und befähigt das Weib, den schwerfälligeren, die Dinge von verschiedenen Seiten und mehr unpersönlich betrachtenden Mann gelegentlich zu besiegen. Nur ist diese weibliche Schlauheit kein Zeichen hoher Geistesgaben, das Weib steht hier dem Manne gegenüber wie ein geschickter Kaufmann einem Künstler oder Gelehrten. Uebrigens streicht

---

[1]) Vergl. die Festrede M. Runge's (Männliche und weibliche Frauenheilkunde, Göttingen 1899), die mir erst nach Abfassung dieses Aufsatzes zugekommen ist. Vgl. auch: H. Schelenz, Frauen im Reiche Aeskulaps, Leipzig, 1900.

die weibliche Schlauheit, wenn sie zufällig auf männliche Schlauheit trifft und diese nicht durch den Geschlechtstrieb gehemmt ist, bald die Segel. Unterstützt wird die Schlauheit durch die Verstellung. Zu dieser wird das Weib durch seine geschlechtliche Rolle gezwungen, sie wird instinctiv geübt und ihre Vervollkommnung macht einen wesentlichen Theil der weiblichen Bildung aus. Die Aufgabe ist, begehrenswerth zu erscheinen, deshalb muss das eigene Begehren verschwiegen werden und muss alles geschickt verdeckt werden, was der Schätzung der Anderen abträglich sein könnte. Zwischen uns sei Wahrheit, heisst es im Schauspiele, zwischen uns sei Unwahrheit, heisst es im Leben. Dass muss so sein und nichts ist thörichter, als dem Weibe das Lügen verbieten zu wollen. Verstellung, d. h. Lügen, ist die natürliche und unentbehrlichste Waffe des Weibes, auf die sie gar nicht verzichten kann. Freilich soll die Waffe nur zur Vertheidigung dienen, indessen ist es begreiflich, dass es nicht dabei bleibt, dass ein Verfahren, das einen wichtigen Theil der Lebensführung bildet, auch ohne Noth angewendet wird. An sich ist die weibliche Lüge nur in geschlechtlichen Beziehungen gerechtfertigt, die Billigkeit aber fordert, dass sie überhaupt milder beurtheilt werde als die männliche Lüge.

Wie die Verstellung und andere bisher betrachtete Eigenschaften, so wird das ganze Wesen des Weibes teleologisch am leichtesten begriffen. Wie muss dieses Wesen beschaffen sein, um die ihm gestellte Aufgabe am besten zu erfüllen? Das menschliche Weib soll nicht nur Kinder gebären, sondern auch diese pflegen, da sie, im Gegensatze zu den Jungen der Thiere, so und so viele Jahre lang hilfebedürftig bleiben. Diese Hilfebedürftigkeit der Kinder macht beim Menschen eine grössere Differenzirung der Geschlechter nöthig als bei den Thieren. Beschaffung der Nahrung, Vertheidigung, überhaupt das Departement des Aeusseren hat der Mann allein zu besorgen, denn das Weib muss in erster Linie Mutter sein. Auch in geistiger Beziehung ist alles, was den Mutterberuf erleichtert, dem Weibe zu geben, alles, was ihn erschwert, zu beseitigen. Mütterliche

Liebe und Treue will die Natur vom Weibe. Deshalb spielt schon das kleine Mädchen mit Puppen und nimmt sich zärtlich aller Hilfebedürftigen an. Deshalb ist das Weib kindähnlich, heiter, geduldig und schlichten Geistes. Muth braucht die Frau höchstens zur Vertheidigung der Kinder, in anderen Beziehungen würde er nur stören und fehlt deshalb. So ist es auch mit anderen männlichen Eigenschaften; Kraft und Drang ins Weite, Phantasie und Verlangen nach Erkenntniss würden das Weib nur unruhig machen und in ihrem Mutterberufe hindern, also gab sie die Natur nur in kleinen Dosen. Ebenso wie ein verständiger Mann sich zur Pflege seiner kleinen Kinder nicht ein gelehrtes Frauenzimmer aussuchen wird, so stellte die ewige Weisheit nicht neben den Mann noch einen Mann mit einem Uterus, sondern das Weib, dem sie alles zu seinem edlen Berufe Nöthige gab, dem sie aber die männliche Geisteskraft versagte.

Nach alledem ist der weibliche Schwachsinn nicht nur vorhanden, sondern auch nothwendig, er ist nicht nur ein physiologisches Factum, sondern auch ein physiologisches Postulat. Wollen wir ein Weib, das ganz seinen Mutterberuf erfüllt, so kann es nicht ein männliches Gehirn haben. Liesse es sich machen, dass die weiblichen Fähigkeiten den männlichen gleich entwickelt würden, so würden die Mutterorgane verkümmern und wir würden einen hässlichen und nutzlosen Zwitter vor uns haben. Jemand hat gesagt, man solle vom Weibe nichts verlangen, als dass es „gesund und dumm“ sei. Das ist grob ausgedrückt, aber es liegt in dem Paradoxon eine Wahrheit. Uebermässige Gehirnthätigkeit macht das Weib nicht nur verkehrt, sondern auch krank. Wir sehen das leider tagtäglich vor Augen. Soll das Weib das sein, wozu die Natur es bestimmt hat, so darf es nicht mit dem Manne wetteifern. Die modernen Närrinnen sind schlechte Gebärerinnen und schlechte Mütter. In dem Grade, in dem die „Civilisation“ wächst, sinkt die Fruchtbarkeit, je besser die Schulen werden, um so schlechter werden die Wochenbetten, um so geringer wird die Milchabsonderung, kurz, um so untauglicher werden die Weiber. Lombroso, der gern auf das Thierreich verweist, betont, dass im ganzen Thierreiche die Intelligenz im umgekehrten Verhältnisse zur Fruchtbarkeit stehe, dass die weiblichen Ameisen und Bienen nur auf Kosten der Geschlechtlichkeit höhere Intelligenz erwerben, während die allein fortpflanzungsfähige Königin der Bienen ein ganz stupides Geschöpf ist. Nichtsdestoweniger fährt er fort: „Sicherlich wird eine ausgedehntere Antheilnahme am socialen Leben die Intelligenz des Weibes allmählich heben und in der That zeigen sich bei manchen höher entwickelten Rassen schon die erfreulichen Folgen hiervon". Entweder ist das „erfreulich" eine bittere Ironie oder eine greuliche Inconsequenz. Von rechtswegen sollte nur der Teufel oder ein Thor, der an Seelengemeinschaft und ähnliche Albernheiten glaubt, sich über etwas freuen, das die Rasse verdirbt und den Anfang vom Ende bedeutet.

Die Aerzte haben sich vielfach über die Forderung der Weiber, zur Medicin zugelassen zu werden, erregt. Vielleicht ist diese Sache nicht so wichtig. Einerseits ist nicht zu leugnen, dass die weiblichen Geistesfähigkeiten zur Erlernung der Medicin ausreichen und dass gelegentlich weibliche Aerzte, wenn sie gehörig geleitet und beaufsichtigt werden, nützlich sein können (z. B. in mohamedanischer Bevölkerung), andererseits werden doch nur recht wenige Mädchen sich dem Studium zuwenden, immer weniger, je mehr die Sache an „Actualität" verliert, und diese wenigen werden solche sein, die für ihren weiblichen Beruf sowieso nicht recht tauglich sind. Also, wenn auch die Medicin wie die Weiber selbst vom weiblichen Studium nicht viel Nutzen haben werden, es kommt nicht sehr viel darauf an.

Viel wichtiger scheint mir das zu sein, *dass die Aerzte sich eine klare Vorstellung von dem weiblichen Gehirn- oder Geisteszustande verschaffen, dass sie die Bedeutung und den Werth des weiblichen Schwachsinnes begreifen* und dass sie alles thun, was in ihren Kräften steht, um im Interesse des menschlichen Geschlechtes die widernatürlichen Bestrebungen der „Feministen" zu bekämpfen. Es handelt sich hier um die Gesundheit des Volkes, die durch die Verkehrtheit der „modernen Frauen“ gefährdet wird. Die Natur ist eine strenge Frau und bedroht die Verletzung ihrer Vorschriften mit harten Strafen. Sie hat gewollt, dass das Weib Mutter sei, und hat alle ihre Kräfte auf diesen Zweck gerichtet. Versagt das Weib den Dienst der Gattung, will es sich als Individuum „ausleben“, so wird es mit Siechthum geschlagen. Leider werden zugleich der Mann und die Nachkommenschaft gestraft. Unsere, der Aerzte Pflicht ist es, hier zu rathen und zu warnen. Die Zukunft wird von uns Rechenschaft fordern. Sollen wir uns über die Misshandlung der weiblichen Leber durch übertriebenes Schnüren aufregen, die Misshandlung des weiblichen Gehirns aber ruhig mit ansehen?

Freilich, auch wenn alles dagegen gethan wird, was gethan werden kann, wird das Uebel doch bestehen bleiben, ja wahrscheinlich zunehmen. Denn es scheint eine Function der Civilisation zu sein. Wie die Stadtbevölkerung mit ihrer vorwiegenden Gehirnthätigkeit allmählich unfruchtbar wird und ohne Zufluss vom Lande absterben würde, so scheint die Civilisation überhaupt die Quellen des Lebens abzugraben und ein Volk wird schliesslich so civilisirt, dass es nicht mehr leben kann und nur durch Barbarenblut wieder aufgefrischt werden kann. Offenbar ist das Urphänomen der Gegensatz zwischen Gehirnthätigkeit und Fortpflanzung. Beide Functionen sind eng verknüpft, aber je mehr die eine das Uebergewicht erhält, umso mehr leidet die andere. Die Gehirnmenschen sind nervös und ihre Nachkommenschaft ist erst recht nervös. Ein wesentliches Kennzeichen dieser Form der Entartung ist die Verwischung der Geschlechtscharaktere: weibische Männer und männische Weiber. Je nervöser die Bevölkerung wird, um so häufiger werden Mädchen mit Talenten und überhaupt männlichen Geisteseigenschaften. Auch muss man wohl die gekreuzte Vererbung heranziehen: die Tochter schlägt nach dem Vater und je mehr die Kopfmänner gezüchtet werden, umso häufiger übertragen sie ihre Art auf die Töchter. Besser wird die Sache durch alle Erklärungen nicht, denn erklärlich oder nicht, nothwendig oder nicht, immer bleibt die Vermännlichung des Weibes ein Unglück.

Auch das Gesetz sollte auf den physiologischen Schwachsinn des Weibes Rücksicht nehmen. Unsere Gesetze sind im Grossen und Ganzen nur für Männer gemacht; für die Minderjährigen ist gesorgt, das erwachsene Weib aber wird im Strafrechte (um nur von diesem zu reden) dem erwachsenen Manne gleich geachtet und nicht einmal für einen mildernden Umstand gilt irgendwo weibliches Geschlecht. Mit Unrecht. Zu den bisher angestellten Erwägungen kommt noch das hinzu, dass das Weib während eines beträchtlichen Theiles seines Lebens als abnorm anzusehen ist. Ich brauche vor Aerzten nicht über die Bedeutung der Menstruation und der Schwangerschaft für das geistige Leben zu reden, darauf hinzuweisen, dass beide Zustände, ohne eigentliche Krankheit, das geistige Gleichgewicht stören, die Freiheit des Willens im Sinne des Gesetzes beeinträchtigen[1]). Bedenkt man nun die früher besprochenen Geisteseigenthümlichkeiten des Weibes, besonders die Unfähigkeit, Affectstürmen zu widerstehen, und den Mangel an Rechtsinn, so muss man einsehen, dass es eine grosse Ungerechtigkeit ist, beide Geschlechter mit gleichem Maasse zu messen. Nur die durch die Umstände des weiblichen Lebens leicht erklärbare geringe Criminalität des Weibes lässt die Härte unserer Gesetze nicht empfinden. Je mehr aber das Weib aus dem Schutze des Hauses heraustritt, um so leichter wird sie mit den Gesetzen in Conflict kommen und dann wird sie oft härter bestraft werden, als sie es verdient. Um nur einige Beispiele zu nennen, ist es gerecht, die einfache Beleidigung und bes. die Beamtenbeleidigung bei beiden Geschlechtern gleich zu beurtheilen? Gilt nicht dasselbe von vielen Bagatell-Diebstählen, die im Grunde Näschereien gleich zu achten sind? Insbesondere wäre noch eins zu beachten. Viele weibliche Personen vermögen bei ihren Aussagen über

---

1) Krafft-Ebing u. A. haben wiederholt einschlagende Erörterungen angestellt.

Vergangenes ganz und gar nicht das, was sie wirklich erlebt haben, zu trennen von dem, was sie erlebt zu haben glauben. Solche Erinnerungstäuschungen kommen ja auch bei Männern vor, sind aber bei Weibern viel häufiger und bewirken falsche Aussagen, bei denen jeder dolus fehlt. Zum Theile aus diesem Grunde wurde auf die Zeugenaussagen von Weibern in alten Zeiten wenig oder nichts gegeben. Die Alten übertrieben es nach der einen Richtung, wir übertreiben es nach der anderen, überschätzen das Weib als Zeugin, behandeln sie zu hart als Angeklagte.

II.

Sehen wir uns genöthigt, das normale Weib für schwachsinnig im Vergleiche mit dem Manne zu erklären, so ist damit doch nichts zum Nachtheile des Weibes gesagt. Ihre Vorzüge liegen eben anderswo als die Vorzüge des Mannes und die Differenzirung der Geschlechter erscheint uns als eine zweckmässige Einrichtung der Natur, bei der Mann und Weib nicht schlecht fahren. Betrachtet man aber das Leben des Weibes genauer, so möchte man doch meinen, dass die Natur hart mit ihr verfahren sei. Das Weib ist nämlich nicht nur karger mit Geistesgaben versehen als der Mann, sondern sie büsst sie auch viel rascher wieder ein. Dies ist die zweite Bedeutung, in der man vom physiologischen Schwachsinne des Weibes reden kann; hier wird das frühzeitig gealterte Weib mit dem frischen oder normalen Weibe verglichen. Es will mir scheinen, als ob bisher die Häufigkeit und Frühzeitigkeit des geistigen Zurückgehens beim Weibe nicht genügend beobachtet worden wäre. Auch hier dürfte es am besten sein, die Sache teleologisch zu fassen. Das Weib soll Mutter sein; um es aber zu werden, muss sie erst einen Mann haben, der die Sorge für sie und die Kinder auf sich nimmt. Es mussten daher Einrichtungen getroffen werden, den Mann dazu geneigt zu machen. Schopenhauer sagt: „Mit den Mädchen hat es die Natur auf das, was man im dramaturgischen Sinne, einen Knalleffekt nennt, abgesehen, indem sie dieselben, auf wenige Jahre, mit überreichlicher Schönheit, Reiz und Fülle ausstattete, auf Kosten ihrer ganzen übrigen Lebenszeit, damit sie nämlich, während jener Jahre, der Phantasie eines Mannes sich in dem Maasse bemächtigen könnten, dass er hingerissen wird, die Sorge für sie auf Zeit Lebens, in irgend einer Form, ehrlich zu übernehmen.“ Dazu ist hinzuzufügen dass die Ausstattung der Mädchen nicht nur in körperlichen Eigenschaften besteht, und dass der Verlust, den die Frauen relativ früh erleiden, sich nicht nur auf diese bezieht. Viel mehr, als man gewöhnlich meint, entsprechen Aeusseres und Inneres einander. So entsprechen auch dem Aufblühen und dem Verblühen weiblicher Schönheit geistige Veränderungen, die in gleichem Sinne ablaufen. Der Geist der Jungfrau ist erregt, feurig, scharf. Dadurch wird einerseits ihre Kraft, anzuziehen, gesteigert, andererseits wird sie befähigt, bei der geschlechtlichen Auswahl activ zu sein, im Liebesspiele und Liebeskampfe dem Gegner ebenbürtig zu sein. Die ganze Bedeutung des weiblichen Lebens hängt davon ab, dass das Mädchen den rechten Mann erhalte; auf diesen Moment, als den Höhepunkt des Lebens, sind alle Kräfte gerichtet und alle Geistesfähigkeiten werden auf das eine Ziel concentrirt. Der Intellect ist bekanntlich der Diener des Willens, d. h. unsere Einsicht dient unseren Trieben, wir sind nur dann scharfsinnig, wenn wir unsern Neigungen folgen, das Interesse macht klug. Der eine hat dies Talent, der andere jenes, in dem Fache, das er liebt, ist er tüchtig, in anderen nicht. Das weibliche Talent nun schlechtweg ist die Anlage für Liebesangelegenheiten, hier treibt der Wille den Intellect, schärft und spannt ihn. Alle anderen Angelegenheiten gewinnen eigentlich nur dadurch Bedeutung, dass sie zu dem Hauptgeschäfte in Beziehung gesetzt werden. Wenn die Jungfrau dem jungen Manne begegnet, ist sie in der Lage eines

Feldherrn, der dem feindlichen Heere entgegenzieht. Jetzt gilt's, von wenig Augenblicken kann alles Weitere abhängen. Aber auch ausser Gefecht (um im Militärischen zu bleiben) ist die Jungfrau einer mobil gemachten Truppe zu vergleichen. Sie trägt die Kriegsgarnitur, sie ist jederzeit auf Posten und schlagfertig. M. a. W. die geistige Erregung giebt sich in allem Thun kund. Das Mädchen ereifert sich für Dinge, die sie gar nichts angehen, interessirt sich, zum Theile allerdings nur dem Scheine nach, zum Theile aber ernstlich, für alle möglichen Sachen, urtheilt, streitet, kurz sie erscheint als geistvoll und in Liebesangelegenheiten oft als genial. Nun heirathet sie und nach kurzer Zeit wird sie eine Andere. Aus dem feurigen, oft glänzenden Mädchen wird eine schlichte harmlose Frau. Natürlich verläuft die Sache nicht immer so, aber doch recht oft. Das Volk hat die Verwandlung in pejus frühzeitig bemerkt und auf seine Weise erläutert. Man nahm an, dass mit der Jungfrauschaft ein Zauber gebrochen werde, dass geheime Kräfte schwinden. Im Nibelungenliede überwindet die Jungfrau Brunhilde jeden Mann; als sie durch Siegfried überwältigt ist, wird sie ein Weib wie andere auch. Aehnliches findet man in den Sagen oft. Im modernen Leben sagt man eher: sie hat's nicht mehr nöthig, in der Meinung, dass die körperliche und geistige Lebhaftigkeit nur den Zweck gehabt habe, den Mann anzulocken. Auf jeden Fall aber handelt es sich nicht nur um ein Wollen, von dem das Weib Rechenschaft geben könnte. Sie verliert thatsächlich Fähigkeiten, die sie vorher besass, und könnte auch beim besten Willen das nicht mehr leisten, was sie vorher geleistet hat. Nur darüber kann man zweifelhaft sein, ob das Minus an geistigen Leistungen ausschliesslich durch den Wegfall der den Intellekt anspornenden Erregung zu erklären sei.

Auch bei denen, die sich in den ersten Jahren der Ehe gut gehalten haben, beginnt der Verfall oft nach einigen Wochenbetten. Wie die Schönheit und die körperlichen Kräfte schwinden, so gehen auch die Geistesfähigkeiten zurück und die Frauen „versimpeln“, wie es populär heisst. Oft wird die Sache nicht bemerkt, oder stört wenigstens nicht, weil die sog. Gemüthseigenschaften unverändert bleiben und im gewöhnlichen Leben keine geistigen Anforderungen an die Frau gestellt werden. Der aufmerksame Beobachter aber lässt sich nicht täuschen und die Thatsächlichkeit dieses Versimpelns wird auch vielfach anerkannt. Die Damen der Emancipation haben sie oft ingrimmig erwähnt und natürlich darauf zurückgeführt, dass die entwürdigende Beschränkung auf Kinderstube und Küche zum geistigen Schwunde führe. Hier wie anderwärts beruht die Erklärung aus dem „milieu“ auf Oberflächlichkeit. Jene Beschränkung würde gar nicht eintreten, wenn besondere geistige Bedürfnisse vorhanden wären. Bei den relativ vielen Frauen, deren Gehirn dauerhafter angelegt ist, tritt sie auch wirklich nicht ein, oder, wenn die Verhältnisse in der That nur das Nothwendige zulassen, so bleibt die Geistesfrische trotz Kinder und Küche erhalten. Zweifellos fallen nicht Alle der Versimpelung anheim, ein Verhalten, das offenbar in angeborenen Eigenschaften seine Bedingungen hat, wenn es auch nicht immer gelingt, ein näheres Verständniss zu erreichen. Sehen wir von den vielen Schlechtausgestatteten ganz ab, deren geistiges Leben minimal ist und bei denen auch in der Blüthezeit von einem geistigen Blühen nichts zu bemerken ist, so mag man die Weiber einer Truppe vergleichen, die wiederholte Angriffe des Feindes, d. h. der Zeit, zu erdulden hat. Manche fallen schon in der ersten Schlacht, oder werden nach einigen Ehejahren schwach, andere halten sich länger, unterliegen aber allmählich, sei es, dass sie zu überaus schlichten Frauen werden, oder zu wunderlichen alten Jungfern verdorren. Aber auch die Uebrigbleibenden haben noch den Hauptansturm ihres Feindes auszuhalten, das Klimakterium. Je höher ein Wesen steht, um so später wird es reif. Schon dadurch, dass die Natur den Mann später reif werden liess, als das Weib, hat sie ihn bevorzugt und hat gezeigt, dass sie höher mit ihm hinaus wollte. Noch viel grösser aber wird die Begünstigung des Mannes dadurch, dass er die einmal erlangten Fähigkeiten fast bis zum Lebensende behalten darf. Das frühreife Weib dagegen hat durchschnittlich nur 30 Jahre, in denen es vollständig ist. Zunächst bedeutet das Klimakterium ja nur das Aufhören der geschlechtlichen Thätigkeit, indessen der Organismus ist Einer und die verschiedenen Functionen stehen in Abhängigkeit von einander. Insbesondere bestehen enge Beziehungen zwischen der geschlechtlichen Thätigkeit und der Gehirnthätigkeit. Erwacht jene, so verändert sich diese und verschwindet jene, so wird sich diese auch verändern. Jene erste Veränderung ist ein beträchtliches Plus, demnach wird die zweite ein Minus sein. Wir haben demnach vom Klimakterium, durch das das Weib ein „altes Weib“ wird, eine Abschwächung der Geistesfähigkeiten zu erwarten. Die Erfahrung trügt die Erwartung nicht. Ich schicke hier gleich voraus, dass es Ausnahmen giebt, dass manche alte Frauen durch erstaunliche Frische bis ins hohe Alter hinein erfreuen. Sie sind aber nur die alte Garde, die sich nicht ergiebt und auch den Hauptansturm des Feindes, wenigstens in der Hauptsache, abschlägt: das Gros der Armee unterliegt. Zuerst muss man wieder daran erinnern, dass das Aeussere der Spiegel des Inneren ist. Man spottet zwar vielfach über die Physiognomik und in der That sind wir gewöhnlich nicht im Stande, unsere physiognomischen Urtheile discursiv zu begründen, es handelt sich da um ein instinctives Erkennen, aber nichtsdestoweniger kann man sich auf das verlassen, was das. Gesicht sagt. Man betrachte unbefangen das Gros der alten Weiber und denke über das unwillkürlich gebildete Urtheil nach. Es ist bekannt, welche Fülle von Spott und missgünstigen Bemerkungen seit undenklichen Zeiten her sich über die armen alten Weiber in Versen, Sprüchwörtern und anderweitiger Rede ergossen hat. Sollte das ohne Grund geschehen sein? Man könnte meinen, es sei ein Ausdruck feindseliger Gesinnung, aber wo sollte diese herkommen? Der Mann hasst doch das weibliche Geschlecht nicht, es sei denn, dass er gezwungen ist, mit ihm zu kämpfen. Aber gegen die geschlechtlich nicht mehr thätigen Weiber muss er, von Specialfällen abgesehen, Gleichgiltigkeit oder sogar mit Mitleid gemischtes Wohlwollen empfinden. Sie thun ihm nichts mehr und die Erinnerung an die eigene Mutter sollte jeden zur Milde mahnen. Wenn trotzdem die Volkesstimme von ihnen fast nur Uebles zu sagen weiss und das Sprüchwort an ihnen wenig gute Haare lässt, so müssen wohl ihre eigenen Eigenschaften mit daran schuld sein. Man wirft ihnen vor Aberglauben, Engherzigkeit, Kleinlichkeit überhaupt, Zanksucht, Schwatzhaftigkeit, Klatschsucht, alles Eigenschaften, die auf einen niedrigen Stand der geistigen Fähigkeiten deuten und eben den erworbenen Schwachsinn des Weibes ausmachen. Gerechterweise muss man freilich hinzufügen, dass das allgemeine Urtheil milder ausgefallen wäre, wenn die alten Weiber weniger hässlich wären. Hässlich heisst ja hassenswerth und das Volk hasst thatsächlich das Hässliche, wie man an den für hässlich geltenden Thieren sieht. So schiesst die abgünstige Meinung über das Ziel hinaus, wenn sie von boshaften alten Weibern, bösen alten Hexen u. s. w. spricht. Die boshaften alten Weiber haben auch früher nichts getaugt, man hat ihnen die Bosheit nur nicht angekreidet, solange sie körperliche Reize hatten. Allerdings tritt durch den Schwachsinn die Bosheit unverhüllter zu Tage und nimmt lächerliche Formen an, aber er erzeugt sie nicht. Der einfache Schwachsinn der Jahre lässt glücklicherweise die wahrhaft guten Eigenschaften des Weibes unverändert, die mütterliche Gesinnung bleibt und trotz aller Einfältigkeit kann ein altes Weib einen Schatz von Zärtlichkeit in sich bergen.

Nach dieser allgemeinen Uebersicht wäre etwa noch genauer zu zeigen, wie sich der erworbene physiologische Schwachsinn des Weibes kundgiebt. Es ist schon Anderen aufgefallen, dass die Lernfähigkeit des Weibes, ihre am meisten entwickelte Fähigkeit, relativ früh aufhört. Näheres darüber ist freilich sehr schwer festzustellen. Ein sehr auffallender Zug ist die allmähliche Zunahme der geistigen Myopie. Nur das Nächste wird gesehen und deshalb wird es überschätzt. Charakteristisch ist die Sparsamkeit am unrechten Orte; grosse Ausgaben müssen gemacht werden, weil man sich zu kleinen nicht entschliessen konnte, und, um Pfennige zu retten, wird die Mark verloren. Verwandt damit ist die Ueberschätzung der kleinen Angelegenheiten überhaupt; gegenwärtige Bagatellen lassen Vergangenheit und Zukunft vergessen, rauben jede Fassung; Grosses und Kleines wird mit derselben Erregung behandelt und das wahrhaft Wichtige wlrd um einer Nichtigkeit willen vernachlässigt. Schlimme Erfahrungen pflegen an der Sache nichts zu ändern und Auseinandersetzungen erzielen zwar theoretische Zustimmung, bessern aber nicht. „Ich bin einmal so.“ Die Schwäche der Urtheilskraft tritt besonders deshalb hervor, weil mit den Jahren der Instinct abnimmt. Sie wird oft verdeckt durch die Anlehnung an fremdes Urtheil; fehlt aber einmal die Stütze, so erschrickt man über die unglaublichen Missgriffe bei ganz einfachen Angelegenheiten. Die Suggestibilität nimmt mehr und mehr ab, eintönige Eigensuggestionen herrschen vor und bewirken einen Eigensinn, gegen den Gründe ganz machtlos sind. Weil der Geist steif wird, hat das Bestehende immer mehr Recht, es entwickelt sich „Misoneismus“ und die Reactionen werden maschinenmässig. Diese Dinge sind ja dem Alter überhaupt eigen, jedoch beim Weibe beobachtet man sie auffallend früh und sie erhalten eine eigenthümliche Färbung durch die Verbindung mit der weiblichen Redekunst. Wer nicht das Glück gehabt hat, die Besprechungen älterer Damen mit anzuhören, kann sich kaum eine Vorstellung von der Länge und Leere der Gespräche machen. Das schlichteste Thema wird zu unzähligen Variationen verarbeitet und die scharfen Tempi wiegen vor. Das Bild vom Flusse der Rede hat mannigfache Abwandlungen erfahren: Dachtraufe, plätschernde Wellen u. s. w., am besten ist vielleicht die Vergleichung mit einer leergehenden Mühle. —

Die Kenntniss der verschiedenen Formen des physiologischen Schwachsinnes kann auch klinische Bedentung erlangen, wenn es sich um die Abgrenzung vom pathologischen Schwachsinne handelt, und der, der nur die vom Manne genommene Norm kennt, ist in Gefahr, bei einem Weibe pathologische Zustände zu diagnosticiren, wo sie nicht vorhanden sind. Die Beurtheilung leichten Schwachsinnes gehört zu den schwierigsten Aufgaben, und unsere klinischen Methoden sind nur auf grobe Veränderungen gerichtet. Es ist ersichtlich, dass die Prüfung nach Art der Schulexamina, die über die vorhandenen Kenntnisse orientirt, nicht ausreichen kann. Ebenso wenig geben die Methoden, die ein Urtheil über die Geschwindigkeit einfacher seelischer Vorgänge gestatten, genügenden Aufschluss. Am wichtigsten wäre es, das Vermögen der Combination zu prüfen. Rieger[1]) hat einige dahin gehende Vorschläge gemacht. Man hat wohl auch leichte Aufgaben nach Art der Räthsel verwendet und ähnliches. Auf jeden Fall wäre es wünschenswerth, wenn die nach dieser Richtung gehenden Bestrebungen allgemeine Unterstützung fänden. Aber auch nach Verbesserung der Methoden wird man sich nicht auf die klinische Prüfung allein verlassen können. Diese wird wohl nie erschöpfend sein, Gemüthszustände können störend eingreifen, kurz die Beobachtung des Menschen unter den Verhältnissen des wirklichen Lebens wird unentbehrlich sein. Gerade das Urtheil über die geistige Leistungsfähigkeit wird nicht allein auf Stichproben, sondern auf die Lebensgeschichte zu gründen sein.

---

1) Beschreibung der Intelligenz-Störungen infolge einer Hirnverletzung nebst einem Entwurfe zu einer allgemein anwendbaren Methode der Intelligenzprüfung. Verh. der physik.-med. Ges. zu Würzburg. 1888—89 p. 65. 95.

Erläuterungen.

I.[1])

Mein Aufsatz ist natürlich sehr verschieden beurtheilt worden. Viele haben mir mündlich oder schriftlich zugestimmt; es öffentlich zu thun, hat allerdings, soviel ich sehe, noch niemand den Muth gefunden. Zu meiner Freude habe ich auch weiblichen Beifall erhalten; eine Dame z. B. sagte mir, sie fühle sich von einem Drucke erlöst, da sie Zeit ihres Lebens die Behauptung, das Weib könne dasselbe leisten wie der Mann, und ihr Bewusstsein nicht habe vereinen können. Viel häufiger als der Beifall war der Tadel; das Missfallen zeigte die verschiedensten Grade, vom wohlwollenden Kopfschütteln bis zur leidenschaftlichen Empörung. Einige meiner Kritiker haben gemeint, meine Abhandlung sei eine Streitschrift gegen das weibliche Geschlecht und ich sei ein Weiberfeind. Das ist nun freilich recht thöricht. Denn in Wahrheit führe ich die Sache des weiblichen Geschlechts gegen seine Schädiger und streite gegen den blutlosen Intellectualismus, gegen den missverstehenden Liberalismus, der auf eine öde Gleichmacherei hinausläuft. Die eigentlichen Weiberfeinde sind die „Feministen“, die den Unterschied der Geschlechter aufheben möchten. Auch indem ich diese bekämpfe, streite ich nicht gegen die Weiber, denn, wenn diese den Verlockungen folgen und für das „neue Weib“ schwärmen, so fehlt ihnen eben die Umsicht, die Urtheilskraft, zu wissen, was sie thun; sie würden auch nichts erreichen, ständen nicht Männer hinter ihnen, die ihnen die Gedanken einblasen.

---

1) Früher Vorwort zur zweiten Auflage.

Den Nachdruck lege ich nicht auf den Nachweis, dass das weibliche Gehirn weniger leistet als das männliche, denn er ist oft genug geführt worden und die Sache ist für den Vorurtheillosen einleuchtend genug, sondern darauf, dass die Inferiorität des weiblichen Gehirns nützlich und nöthig ist. Manche haben die intellectuellen und moralischen Schwächen des weiblichen Geschlechtes stärker als ich hervorgehoben, dabei aber meinen sie, diese hingen von der Sitte ab und seien durch Erziehung zu ändern. Fanny Lewald z. B. gehört hierher[1]). Es scheint zum Wesen der Reformer zu gehören, dass sie die Bedeutung der Willkür überschätzen. Die politischen und die religiösen Neuerer sehen nicht ein, dass die Menschheit mit zur Natur gehört und dass die überall wiederkehrenden menschlichen Einrichtungen mit Nothwendigkeit aus dem Wesen des Menschen hervorgehen. Sie glauben, wenn man nur die rechte Einsicht und den guten Willen hätte, dann würde die Welt sich ändern. Sie sehen nicht den wirklichen Menschen, der in der Hauptsache seinen Instincten folgt, sondern sie haben eine Wachspuppe vor Augen, deren Form beliebig verändert werden kann, und hoffen, mit Gesetzen über die Natur zu triumphiren. Solche Phantasten waren die Revolutionäre von 1789, so sind auch unsere heutigen Stürmer und Dränger beschaffen. Wie Leo Tolstoi glaubt, die Menschen könnten Christen in seinem Sinne werden, wenn sie nur wollten, so denken die Feministen durch Gesetz und Erziehung das Weib umzuformen. Es ist geradezu kindisch, die Beschaffenheit des Weibes, wie sie zu allen Zeiten und in allen Völkern vorhanden ist, für ein Ergebniss der Willkür zu halten. Die Sitte ist das Secundäre, nicht sie hat das Weib an seinen Platz gestellt, sondern die Natur hat dieses dem Manne untergeordnet und deshalb wurde die Sitte. Da alle Bestrebungen, die wesentlichen Unterschiede der Geschlechter zu beseitigen, zu denen der kleine Kopf des Weibes nun einmal gehört,

1) F. Lewald, „Gefühltes und Gedachtes“ 1900. Die Urtheile dieser sehr gescheiten Frau über ihre Schwestern sind sehr hart.

erfolglos sein müssen, so könnte man über sie lachen, wenn sie nicht so viel Elend mit sich brächten. Die im engeren Sinne des Wortes modernen Bestrebungen sind nur ein Theil der Verkehrtheiten, die die sogenannte Civilisation begleiten, Verkehrtheiten, die wir nicht aus der Welt schaffen können, die aber doch jeder nach Kräften zu erkennen und zu bekämpfen bestrebt sein sollte. Es ist mit den gesellschaftlichen Uebeln ähnlich wie mit den Krankheiten, sie wachsen mit der Cultur und wir streiten dagegen, so gut es eben geht. Das Weib ist berufen, Mutter zu sein, und alles, was sie daran hindert, ist verkehrt und schlecht. Das schlimmste Hinderniss ist die Noth des Lebens, die die Eheschliessung hinausschiebt oder verhindert, die das Weib zwingt, sich selbst die Nahrung zn erwerben. Der Wunsch, den durch die Noth des Lebens bedrängten Mädchen und Frauen zu helfen, ihnen die Fähigkeiten und Mittel zu anständiger Lebensführung zu verschaffen, ist natürlich berechtigt und kein Verständiger wird eine „Emancipation“ dieser Art bekämpfen. Aber das soll man anerkennen, dass die Hilfe ein Nothbehelf und selbst ein Uebel ist. Die Arzenei ist für die Kranken, nicht für die Gesunden. Ganz anders als mit der Noth verhält es sich mit der willkürlichen Schädigung des weiblichen Berufes. Die Abdrängung von der Mutter-Thätigkeit kann hauptsächlich auf zweierlei Art geübt werden und man mag da von der französischen Methode einerseits, von der englisch-amerikanischen andererseits reden. Unter jener verstehe ich die Damen-Wirthschaft, unter dieser die Forcirung der Gehirnarbeit. Französisch nenne ich das Damen-Wesen deshalb, weil es während der letzten Jahrhunderte unter dem ancien régime in Frankreich die höchste Ausbildung erhalten hat und da seine Verderblichkeit am deutlichsten gezeigt hat. Die rechte Dame ist zum Vergnügen da, zum Vergnügen der Anderen und zum eigenen Vergnügen. Alles, was schwer, unrein, mühselig ist, das existirt für sie nicht, sie schwebt wie eine griechische Göttin in sonniger Schönheit über dem irdischen Dunste. Sie will lieben, herrschen und sprechen, die Männer sind dazu bestimmt, sie zu lieben, ihr zu dienen und mit ihr zu plaudern. Ihr Thron steht im „Salon“ (dafür haben wir keinen deutschen Ausdruck, man könnte vielleicht sagen: Schwatzbude). Das Wort Salon kennzeichnet bekanntlich die Gesellschaft vor der grossen Revolution und man kann dreist behaupten, dass diese letztere ohne den Salon nicht möglich gewesen wäre. Denn die vorrevolutionäre Gesellschaft ist nicht an ihrer Schlechtigkeit, sondern an ihrer Schwäche zu Grunde gegangen. Ursache der Schwäche aber war in erster Linie der Salon, in dem im Damen-Sinne das Vergnügen als einziges Lebensziel galt, der alles weichlich und weibisch machte. Da wurde Alles zum Spiele und alles Ernste entwürdigt. Die Liebe war ein Spiel, womöglich ohne Folgen; hatte sie doch Folgen, so durften diese wenigstens das Vergnügen nicht mehr stören, als unbedingt nöthig war. Kunst und Wissenschaft waren ein Spiel, ihr eigentlicher Sinn war, Stoff zur Unterhaltung zu geben, und ihre Vollendung war erreicht, wenn sie den Damen mundgerecht waren. Dieses schändliche Treiben ist natürlich nicht auf ein Land oder eine Zeit beschränkt, es war vielleicht vor der Revolution am reinsten ausgebildet, aber es herrscht in gewissem Grade bei uns und überall, wo Reichthum vorhanden ist und ernste Ziele fehlen. Eine faullenzende Gesellschaft fault und eins der wichtigsten Zeichen der Fäulniss ist das, dass an die Stelle der Mutter die Dame tritt.

Ehrenhafter, aber ebenfalls verderblich ist die englisch-amerikanische Methode, die so genannt wird, weil in den englisch redenden Völkern das Streben nach einem Männergehirn im Weiberkopfe am frühesten Ausbreitung gewonnen hat. Wenn die gute Absicht eine schlechte Sache gut machen könnte, so würde es hier geschehen, denn die Vertreter der englischen Methode arbeiten in der Regel uneigennützig und in dem erhebenden Bewusstsein der guten That auf ihr Ziel los. Ja, es hat etwas Rührendes, zu sehen, wie junge Mädchen auf allerhand Annehmlichkeiten verzichten und ihre Gesundheit zu Grunde richten um des Bildungswahnes willen. Weil die Feministen ihre schädliche Thätigkeit aufrichtig für sehr verdienstlich halten, fahren sie jeden Widersprechenden mit grosser Erbitterung an und sehen in meinesgleichen abscheuliche Finsterlinge, deren Unwissenheit noch ihr geringster Fehler ist. Sie halten sich besonders auch deshalb für berechtigt, weil sie die Beschaffung von Erwerb für nothleidende Mädchen, d. h. die berechtigte Emancipation, mit der Vermännlichung des Weibes, d. h. der unberechtigten Emancipation, zusammen zu werfen pflegen, ein Verfahren, das beim Streiten manche Vortheile bietet. Nimmt man an, die Feministen hätten ihr Ziel erreicht und die Weiber hätten sich aller männlichen Berufszweige und Rechte bemächtigt, so würde im günstigsten Falle das Ergebniss unnütz sein. Denn die Weiber würden höchstens dasselbe, was die Männer schon vorher geleistet haben, noch einmal leisten. Aber die Zahl der Arbeiter wäre verdoppelt und der Werth der Arbeit vermindert. Das wäre schon schlimm genug, aber ein geringes Uebel gegen die weiteren Folgen. Denn es würde zunächst die Geburtenzahl enorm sinken, weil die Eheschliessungen viel seltener würden und in der Ehe weniger Kinder erzeugt würden. Jetzt drängen die meisten Mädchen zur Ehe, weil sie ihrem Instincte folgen und weil sie versorgt sein wollen. Werden sie zum Nachdenken angestachelt und können sie ohne Mann ihr Auskommen finden, so wird ihre naive Selbstsucht zur raffinirten Selbstsucht und gerade die Klügsten werden ehescheu. Auch kann das mannähnliche Weib den Mann viel weniger verlocken als das natürliche. Dass die Ehen kinderarm werden würden, das versteht sich von selbst, denn das neue Weib kann nicht viel Kinder gebären und will es auch nicht. Es wird Keinkindehen, Einkindehen, höchstens Zweikinderehen geben. Kommt einmal, sei es durch den Willen des Mannes oder sonstwie, eine grössere Kinderzahl zu Stande, so müssen entweder die Kinder, oder die Frau Noth leiden, denn die Frau muss das Wohl der Kinder dem Berufe, oder diesen jenen opfern. Ueberdem wird von vornherein die Qualität der Kinder zu wünschen übrig lassen, denn die Früchte der Gehirndamen zeichnen sich nicht durch Kraft aus und es fehlt an Muttermilch.

Kurz, die Bevölkerung nimmt nach Zahl und Beschaffenheit rasch ab, das Volk tritt in das Greisenalter ein. Da auf keinen Fall die ganze Menschheit an der Umbildung des Weibes theilnehmen wird, so muss ein Feministen-Volk seinen Nachbarn unterliegen und seine Reste werden in anderen gesunden Völkern aufgehen. Wenn in einem Volke nur bestimmte Stände die Mannweib-Bildung durchführen, so setzen sie sich auf den Aussterbe-Etat. Immer handelt es sich um gesellschaftlichen Selbstmord, wenn man will, um Landes- oder Standes-Verrath. Glücklicherweise braucht man nicht zu fürchten, dass die düsteren Prophezeihungen erfüllt werden, da die im Triebe sich kundgebende unbewusste Vernunft, so lange ein Volk überhaupt Lebenskraft hat, die Durchführung der Feministen-Pläne unmöglich macht. Immerhin entsteht durch diese Unheil genug, weil die Gruppen, die durch sie geschädigt werden, gerade die in der Kultur am weitesten fortgeschrittenen sind. Wollen die „Intellectuellen" ihre Geschlechter erhalten und in ihren Nachkommen fortleben, so müssen sie vor allem streng darauf achten, dass ihre Frauen gesunde Weiber und nicht Gehirndamen sind, denn der naturentfremdete Kulturmensch bedarf des natürlichen Weibes als eines Gegenparts; andernfalls bringt die Bildung ihre Jünger ohne Erbarmen um, d. h. ihre Familien sterben aus.

Aber, was soll man thun? Zuerst alles unterlassen, was dem Weibe als Mutter nachtheilig ist. Da ist vor allem die Erziehung der Mädchen. Man hat geglaubt, etwas Gutes zu thun durch Errichtung höherer Töchterschulen, in denen den Mädchen eine allgemeine Bildung beigebracht werden soll. Neuerdings möchte man sogar Mädchengymnasien haben, von denen der Pfarrer Hans-Jakob sagt, sie seien so unnütz wie ein Kropf. Das Beste wäre, die „höheren Schulen" sammt und sonders niederzureissen. Ihr Erfolg ist ohnedies gering[1]), das Ueble aber ist, dass in ihnen die Mädchen nervös und

1) In den Grenzboten (LIX. 31. p. 235. 1900) steht ein Aufsatz: „Was leisten unsere höheren Töchterschulen?" Der Vf. hat oft Mädchen von etwa 16 Jahren nach ihren Kenntnissen gefragt. „Das

schwächlich werden. Sie lernen, was sie nicht brauchen, und bekommen dabei Kopfschmerzen, das aber, was sie brauchen, lernen sie nicht. Es ist ein Greuel, zu hören, wie Geschichtezahlen, geographische Bestimmungen, chemische Formeln u. s. w. eingetrichtert werden, wie durch Aufsätze über abstruse Themata Verlogenheit und Phrasenmacherei begünstigt wird. Oeffentliche Einrichtungen müssen auf den Durchschnitt berechnet sein. Ungewöhnlich befähigte Mädchen hat es immer gegeben, aber ihrer sind wenige. Ihnen sollte man nichts in den Weg legen, im Gegentheile man soll ihnen den Weg möglichst erleichtern und ihnen alle Thüren offen lassen. Jedem Talente freie Bahn, aber nicht unnütze Massendressur! Ist schon die Mehrzahl der Knaben zur „humanen“ Bildung ziemlich übel qualificirt, so weist die Natur die Mädchen erst recht auf das practisch Brauchbare hin. Beschränkt man sich darauf, die Mädchen nach der Volkschule in dem zu unterrichten, was ihnen im Leben nützlich ist, in Handarbeiten, Haushalt, Kinderpflege, in Kenntniss der öffentlichen Einrichtungen des Staates, der Gemeinde, der Kirche, der im Leben hauptsächlich benutzten technischen Dinge, der Geldgeschäfte, und was etwa noch in Betracht kommen mag, so werden sie leicht lernen und das Gelernte behalten. Sprachen müssen so gelernt werden, wie das Kind sprechen lernt, nicht „wissenschaftlich“. Die Ueberwachung der Lectüre kann den Literatur-Unterricht ersetzen. Vor einiger Zeit hat eine Dame den guten Vorschlag gemacht, für die Mädchen eine einjährige

---

Resultat war ‚um Null herum‘ . Wenn aber das Gelernte völlig verloren geht, ist nicht dieses Resultat mit acht oder zehn Jahren, die auf Schulbänken verlebt werden, mit verdorbenen Augen, verdorbenen Nerven und bleichsüchtigem Körper zu theuer bezahlt? Ist es nicht besser, den weiblichen Unterricht wie alten Zeiten von vornherein auf das dürftigste Maass zuzuschneiden und die freie Zeit auf Erlernung von nützlichen Dingen und auf die Pflege der Gesundheit zu verwenden?“ Wunderlicher Weise glaubt der Vf., das Nichtwissen der Mädchen sei Folge der Mangelhaftigkeit der Schulen, und er meint, man solle nur diese besser einrichten. Nein, das rasche Verlernen ist die Hilfe der Natur gegen die Schultyrannei; das weibliche Gehirn stösst in der Regel das Aufgezwungene rasch wieder ab-

Dienstzeit einzuführen, d. h. sie eine Zeit lang zu irgend einer nützlichen Dienstleistung zu commandiren. Wenn ich mich recht erinnere, ist dabei hauptsächlich an Krankenpflege gedacht worden. Indessen sollte man diese nicht zu sehr betonen, sie fordert besondere Eigenschaften und es wäre nicht gut, wenn der Lazarethduft das ganze Leben durchzöge. Die Hauptsache bleibt denn doch die Kinderpflege. Eigentlich sollte jedes Mädchen mit 20, spätestens mit 25 Jahren in Ehren ihr Kind haben. Jetzt haben manche junge Mütter zu viele und die grosse Zahl der Unverehelichten hat gar keine Kinder. Da sollten die Kinderlosen den Kinderreichen helfen und den armen Müttern, die sich oft über ihre Kräfte abplagen, zur Seite stehen. Wie das zu machen wäre, kann ich hier freilich nicht auseinandersetzen, man wird mir sowieso längst zurufen, der Schuster solle beim Leisten bleiben. Ich breche daher ab und wiederhole nur: Schützt das Weib gegen den Intellectualismus.

II.[1])

Wieder habe ich zu bemerken, dass viele und verschiedenartige Besprechungen meinem Aufsatze gewidmet worden sind. Einige Kritiker haben mir diesmal offen zugestimmt. Ich erwähne dies gern, aber nach der Natur der Sache bieten die ganz oder in der Hauptsache zustimmenden Kritiken keinen Anlass zu weiteren Bemerkungen. Die „Anderen" aber, und sie sind die Majorität, nöthigen mich, noch einiges zu sagen. Weibliche Federn haben nur Missbilligung für mich und das ist begreiflich, denn die Mädchen und Frauen, die fühlen, dass ich Recht habe, pflegen nicht zu den Gefiederten zu gehören. Ich könnte mich nun kurz fassen und sagen: Der Mangel an Verständniss, die vielen Irrthümer und die Gehässigkeit der weiblichen Kritiken beweisen nur, dass ich die weibliche Geistesart richtig beurtheilt habe. Indessen wäre das doch ungerecht. Erstens sind nicht alle gehässig, manche zeigen vielmehr eine durchaus redliche Gesinnung. Zweitens aber glaube ich, allen es schuldig zu sein, Missverständnisse nach Kräften aufzuhellen und durch Erläuterungen die Auffassung soviel wie möglich zu erleichtern. Ursprünglich war ja die Abhandlung für medicinische Kreise bestimmt. Da sie nun einmal in das grosse Publikum gelangt ist, muss manches erklärt werden, was früher der Erklärung nicht bedurfte.

Meine Gegner sind oft uneins, in Einem aber stimmen sie fast alle überein, darin nämlich, dass sie mich für einen ganz dummen Kerl halten. Anders wenigstens kann ich es

1) Früher Vorwort zur 3. Auflage.

nicht begreifen, dass ich von allen Seiten über Dinge belehrt werde, die sich nach meiner Meinung von selbst verstehen. Zunächst wird die ganze Art der Darstellung getadelt. Einige Grünschnäbel, die sich zu den Gelehrten rechnen, meinen, ich schriebe eigentlich nicht wissenschaftlich, denn es sei nicht wissenschaftlich, über Dinge zu schreiben, die der Meinung Raum lassen, die nicht exact behandelt werden können. Diesen erwidere ich, dass ich lange Jahre wissenschaftlicher Thätigkeit hinter mir habe und dass, wenn ich mich jetzt um des allgemeinen Wohles willen gern auf „nicht streng-wissenschaftliche“ Gebiete begebe, ich weiss, was ich thue. Meine Darstellung ist, heisst es von der anderen Seite, lieblos und einseitig; statt ebenmässig Vorzüge und Nachtheile abzuwägen, mache ich herbe und unfreundlich nur alle Nachtheile geltend. Nun ich denke, Zärtlichkeiten gehören nicht in eine sachliche Darstellung, überhaupt handelt es sich weder um Loben noch um Tadeln, nicht um Ideale und Wünsche, sondern um Betrachtung des Wirklichen; mein Thema war die geistige Schwäche des Weibes, deshalb musste klar und scharf gesagt werden, wie diese Schwäche sich zeigt; hätte ich „über das Weib“ geschrieben, so hätte es schon anders geklungen. Grossen Anstoss erweckt der Titel. Schwachsinn ist doch etwas krankhaftes, wie kann er sich unterstehen von physiologischem Schwachsinne zu reden? Ei, ich unterstehe mich eben und halte durchaus daran fest, dass der Begriff des physiologischen Schwachsinnes unentbehrlich ist, wenn man die geistigen Fähigkeiten der Lebens-Alter, der Geschlechter, der Völker vergleichen will*). „Geistige Schwäche“ sagt ja ungefähr dasselbe wie Schwachsinn, enthält aber nicht das Merkmal des Ursprünglichen, Gesetzmässigen, sondern kann auf zufällig entstandene Schwächezustände bezogen werden und braucht doch einen Zusatz, wenn die krankhafte Schwäche ausdrücklich ausgeschlossen werden soll. Von „geistiger Inferiorität“ zu reden, ist geschmack-

*) Auf alles kann ich nicht eingehen. Wenn jemand Dummheit und Mangel an Kenntnissen verwechselt, so kann er nicht verlangen, dass ich mit ihm streite.

los*), denn Inferiorität ist ein ganz hässliches Fremdwort und hat überdem einen verächtlichen Beiklang. Wenn das Weib im Vergleiche zum Manne schwachsinnig genannt wird, so soll es nicht herabgesetzt werden, es wird kein Werthurtheil ausgesprochen, sondern nur eine Thatsache ausgedrückt.

Ja, aber „das Weib“ Es wird mir mitgetheilt, dass ich mich mit Unrecht auf den Sprachgebrauch berufe, früher sei freilich Weib die Geschlechtsbezeichnung gewesen, aber die Sprache schreite fort und bei der jetzigen Verfeinerung heisse es eben „Frau“ Zu gleicher Zeit aber wird mir das alte „Frauenhaus“ ins Gedächtniss gerufen, eine, wie mir scheint, nicht ganz glückliche Erinnerung. Wer sich für das Historische interessirt, mag in Grimm's Wörterbuche nachlesen, wie ich es gethan habe. Richtig ist, dass auch schon früher die ursprünglich als ehrende Anrede gedachte Bezeichnung „Frau“ für erwachsene Personen weiblichen Geschlechtes überhaupt, besonders in Anwendung auf sociale Verhältnisse, gebraucht worden ist. Diese Verwendung ist begreiflich und berechtigt, weil mit Weib besonders das Geschlechtswesen bezeichnet wurde und wird. Im übrigen ist das Gerede von „Fortbildung der Sprache“ reine Flunkerei. Auch heute noch wird das Wort Frau im alten Sinne gebraucht, denn das Dienstmädchen sagt: der Herr ist ja ganz gut, mit der Frau aber ist es rein nicht zum Aushalten, und auch in der Anrede entspricht die Frau dem Herrn. Auch heute noch wird bei gesellschaftlichen Einrichtungen der Name Frau als Sammelbezeichnung gebraucht, man spricht auf der Eisenbahn von Frauen-Abtheilungen, wie man früher von dem Frauenzimmer sprach. Auch heute ist die Geschlechtsbezeichnung Weib und so wird es bleiben allen Feministen zum Trotze. Wenn diese auch da, wo die weiblichen Eigenschaften als Geschlechtsmerkmale besprochen werden und das Weib dem Manne als Naturerscheinung gegenüber gestellt

*) Gelegentlich habe ich es selbst gethan; wir sind allzumal Sünder.

wird, Frau statt Weib sagen, so handelt es sich nicht um Fortbildung der Sprache, sondern um Vornehmthuerei, es ist dasselbe, wie wenn jedes Dienstmädchen Fräulein heissen will. Nächstens werden sie auch das Wort „weiblich“ durch „fraulich“ ersetzen, obwohl es jetzt einen ganz anderen Sinn hat, und werden einen weiblichen Tiger das Frauchen des Tigers nennen. Wunderlich ist noch Folgendes. Obwohl das sächliche Geschlecht bei der Bezeichnung Weib am ehesten noch den weiblichen Stolz verletzen könnte*), ist der Singular nicht in Misscredit gerathen, man darf sagen: mein liebes Weib, man hängt an Weib und Kind, ja „das Weib“ hat oft einen poetischen Klang („tödte erst meine Frau“ würde sich im Fidelio weniger gut machen). Dagegen hat die Mehrzahl „die Weiber“ in der Umgangsprache wirklich einen eigenthümlichen Beigeschmack. Wie das gekommen ist, weiss ich nicht. Sollte Ein Weib gefallen, eine grössere Zahl aber weniger angenehme Empfindungen hervorrufen? Jedoch kann man sich aus Rücksicht auf die Umgangsprache nicht den Zwang auferlegen, bei wissenschaftlichen Erörterungen über das Weib den richtigen Plural zu unterdrücken. Es sollen damit doch alle Erscheinungsformen des Weibes zusammengefasst werden, das aber leistet kein anderes Wort. Will

---

*) Ich habe mich bei Gelehrten erkundigt, warum Weib sächlich sei, aber sie konnten mir keine Auskunft geben. J. A. Schmeller (bayr. Wörterbuch) sagt: „Das Weib, wîp, vîf; in den gothischen auf uns gekommenen Resten, wo für γυνή qvinô steht, ist dies Wort nicht zu finden, und vielleicht überhaupt erst später zu dieser ursprünglich wohl figürlichen Bedeutung gelangt, da schon das Genus auf irgend eine früher von ihr verschiedene, z. B. auf das Gebände der Verehelichten, wenn etwa dem bivaibjan ein veiban entsprochen haben sollte, zu weisen scheint“. Andere weisen auf weibôn, wĕban, schweben, schwanken, weben, oder auf vip im Sanskrit, innerlich erregt, begeistert sein, hin, wonach also Weib das Bewegliche, oder auch das Begeisterte heissen soll. Merkwürdig ist, dass sowohl in Süddeutschland wie in Niederdeutschland die Bezeichnung „das Mensch“ im Sinne „die Magd“ ganz ohne die üble Bedeutung, die sie bei uns hat, vorkommt. In alten Zeiten gebrauchte man „das Mensch“ auch im Sinne von genus homo, alle Arten von Mensch.

jemand, um alle Empfindlichkeiten zu schonen, immer von „Mädchen und Frauen“ reden, so ist das nicht nur recht umständlich, sondern oft auch schief, weil dabei schlechtweg gedacht wird „Noch nicht Verheirathete und Verheirathete“, also wieder gesellschaftliche Beziehungen eingedrängt werden, und weil man bei „Mädchen“ nie weiss, ob der weitere Sinn oder der engere (Kinder und Jungfrauen) gemeint ist. Wir wollen also auch in Zukunft von Weib und Weibern reden und hoffen, dass die unberechtigte Empfindelei aufhören werde.

Wer soll vom Weibe reden? d. h. wer versteht etwas davon? Oder richtiger, da alle etwas davon verstehen, wer versteht am meisten davon? Die Weiber selbst? Ja und nein. Auf jeden Fall wird man sie hören müssen. Aber es sind zwei Fälle zu unterscheiden. Wenn ein Weib das Verhalten und die Handlungen eines anderen beurtheilt, so wird sie oft sehr scharfsichtig sein, schärfer sehen, als die meisten Männer. Jedoch gilt auch das nur unter der Bedingung, dass Beurtheilende und Beurtheilte auf gleicher Stufe stehen. Anders ist es mit der Selbst-Beurtheilung. Im allgemeinen ist das natürliche Weib weder geneigt, noch befähigt, Aussagen über ihr Inneres zu machen. Sie fühlt und handelt aus Gefühl, die Analyse ist ihr etwas Fremdes, ja Ungehöriges, durch die das Innere entweiht werden möchte. Erst ein gewisses Alter und ein gewisser Grad von höherer Kultur befähigen das Weib zur Selbstbeobachtung. Diese wird nicht selten vorzeitig erstrebt, aber dann kommen leicht sehr schiefe Ansichten und Unwahrheiten zu Tage, was man bei jungen Mädchen und Scheingebildeten oft genug beobachten kann. Es kommen also nur reife und hochgebildete Weiber in Betracht. Ihre ehrlichen Bekenntnisse sind sicher sehr werthvoll, aber es besteht hier die Gefahr, dass sie selbst und Andere die Selbstbeobachtungen unberechtigterweise verallgemeinern, ihre verfeinerte und veredelte Weise für weibliche Weise überhaupt halten. Auch wird selbst bei grosser Wahrheitliebe volle Wahrheit selten zu erzielen sein, da alle Menschen, und das Weib noch mehr als der Mann, einerseits

Selbsttäuschungen unterliegen und andererseits sich geistig nie ganz ausziehen, immer etwas drapiren, auch vor den Nächsten. Am meisten Vertrauen dürfte ein Tagebuch verdienen, das zur Geheimhaltung bestimmt war, wider den Willen der Schreiberin, oder erst nach ihrem Tode bekannt wird. Und auch da muss man noch vorsichtig sein. Endlich kommen die Beobachtungen, die Weiber an ihresgleichen als objective Beobachter gemacht haben, in Betracht. Auch hier muss man daran denken, dass die weibliche Eigenart von Hause aus nicht auf Beobachtung gestimmt ist, dass das Weib sich von der Subjectivität durchschnittlich schwerer losmacht als der Mann. Sehen wir davon ab, so bleiben als Bedingungen geistige Befähigung einerseits, Erfahrung andererseits. Die meisten Weiber haben, abgesehen vom Familien- und Freundeskreise, nur in der Gesellschaft Gelegenheit zur Beobachtung, die Gesellschaft aber, als der Tummelplatz aller Lügen, ist gerade am wenigsten geeignet. Die Minderzahl erwirbt Erfahrungen als Wohlthäterin, Lehrerin, Erwerbsthätige, Reisende u. s. w. Meist beziehen sich die Beobachtungen nur auf einzelne gesellschaftliche Schichten oder natürliche Gruppen. Auch fehlt meist das Vergleichsobject, da die Gelegenheit, viele und verschiedenartige Menschen aus der Nähe zu beobachten, selten gegeben ist. Natürlich giebt es Ausnahmen, die zufälligen Lebensverhältnisse oder der Beruf (z. B. der einer Schauspielerin) können ungewöhnlich günstige Gelegenheit zum beobachten geben.

Es ist ersichtlich, dass dem Nachtheile des Mannes, dass er nicht unmittelbar am Innenleben des Weibes theilnehmen kann, manche Vortheile gegenüberstehen. Auch Die, die den factisch vorhandenen Unterschied zwischen dem männlichen und dem weiblichen Geiste, als unnatürlich und durch Misshandlung des Weibes bewirkt ansehen, müssen zugeben, dass, wie die Dinge liegen, der Mann mehr Anlage zum beobachten hat als das Weib, dass er unbefangener sieht, ausdauernder und folgerichtiger sieht, und dass das Leben ihm mehr Gelegenheit zur Beobachtung gewährt. Aber der Werth der Männer als Beobachter ist sehr verschieden. Auch hier kommt es natürlich auf Befähigung und Bildung, sowie auf Gelegenheit an. Von den sog. gebildeten Ständen werden die im Vortheile sein, die durch ihren Beruf zur Menschenbeobachtung erzogen sind. Die Gelegenheit ist von zweierlei Art. Erstens muss der Mann intimen weiblichen Umgang gehabt haben, er muss nicht nur Mutter, Schwestern und andere weibliche Verwandte gehabt haben, sondern auch geschlechtliche Gemeinschaft. Im allgemeinen wird der Ehemann besser befähigt sein, als der, der nur Liebschaften kennt, denn diese Verhältnisse dauern oft nicht lange genug und die weiblichen Theilnehmer sind oft zu wenig werthvoll. Andererseits ist mancher Ehemann theils durch die Liebe, die blind macht, theils durch Rücksicht, die jede Verletzung vermeiden möchte, gehemmt. Demnach hätte die günstigsten Verhältnisse der Verheirathetgewesene. Zweitens muss den Mann sein Beruf befähigen, sehr viele und verschiedenartige Weiber so genau wie möglich zu beobachten. Nimmt man alles zusammen, so bieten zwei Stände die günstigsten Gelegenheiten, der des Arztes und der des Priesters. Der katholische Geistliche ist zwar von der Geschlechtsgemeinschaft ausgeschlossen, aber die Beichte giebt ihm eine solche Fülle von Aufschlüssen, dass er in gewisser Beziehung unerreichbar ist. Neben ihm steht der Arzt, der in der Regel den Vortheil ehelicher Kenntnisse hat und der als Naturbeobachter von Fach sozusagen technisch besser befähigt ist. Ueberdem ist der Arzt auch eine Art von Beichtvater und gerade in protestantischen Ländern fällt ihm diese Rolle zu. Unter den Aerzten wieder sind zwei Arten besonders begünstigt, der Frauenarzt und der Nervenarzt. Für den Frauenarzt hat das Runge sehr gut auseinandergesetzt, er hat auch den thörichten Einwurf widerlegt, der Arzt habe es nur mit kranken Weibern zu thun*). Dringt der Gynäko-

*) Erst nach Erscheinen meines Aufsatzes habe ich den Runge's über „das Weib in seiner geschlechtlichen Eigenart“ (4. Aufl. Berlin 1900) gelesen. Um so mehr freue ich mich über unsere Uebereinstimmung in allem Wesentlichen.

log mehr in das Geschlechtsleben ein, so hat sich der Nervenarzt vorwiegend mit geistigen Zuständen zu befassen und er gewinnt in dieser Hinsicht Erfahrungen, die Anderen nur selten zugänglich sind. Viel ungünstiger stehen andere Stände da. Der protestantische Geistliche hat bei weitem nicht die günstigen Gelegenheiten wie sein katholischer College und der Arzt. Der Jurist hat in der Regel nur einseitige Erfahrungen, da er „minderwerthigem“ Material gegenübersteht. Dieses Bedenken kehrt auch bei manchen Verwaltungsbeamten wieder (den Leitern von Weibergefängnissen u. s. w.), wenn auch anzuerkennen ist, dass gerade in bestimmten Beziehungen die Vertreter des Staates tief eindringen. Mädchenlehrer haben auch ihre besonderen Vortheile, sind aber doch durch die Beschränkung auf das unreife Alter im Nachtheile. Am ungünstigsten stehen die Schreibtischmenschen da, die Theoretiker, die oft ihre Kenntnisse nur aus der Literatur und der eigenen Frau schöpfen. Das Gesagte gilt natürlich nur im Allgemeinen, in der Wirklichkeit tritt denn doch der persönliche Werth in den Vordergrund. Geistliche und Aerzte, denen es am Besten fehlt, verlieren ihre Vortheile und hochbegabte, scharfsinnige Männer vermögen aus relativ dürftigen Erfahrungen reichen Gewinn zu ziehen, besonders dann, wenn sie es verstehen, die Erfahrungen Anderer richtig zu benutzen. Kant ist z. B. ein vorzüglicher Beurtheiler, obwohl seine Erfahrung nicht gross gewesen sein kann. Auch der, der reich an Erfahrung ist, wird sich nicht auf diese allein verlassen, sondern wird sich nach Kräften die Erfahrungen Anderer zu Nutze machen. So verfährt denn auch Jeder unwillkürlich. Nur sollte man bei Benutzung der Literatur nie die Frage vergessen, ob der Schreibende durch seine Umstände in dem hier verwendeten Sinne begünstigt war. Schriften von Tendenz-Menschen sind von vornherein verdächtig, ergiebt es sich nun gar, dass es mit der Erfahrung schlecht stand, so wird man wissen, woran man ist; man wird die Urtheile von Stuart Mill, von Bebel und andern verblendeten Theoretikern nicht höher schätzen, als sie es verdienen. —

Die Sache mit dem Gehirngewichte ist so. Th. L. W. von Bischoff*), Professor der Anatomie in München, wog 559 männliche und 347 weibliche Gehirne. Er fand als höchstes Gewicht des männlichen Gehirns 1925 g, des weiblichen 1565 g, als geringstes Gewicht des männlichen Gehirns 1018 g, des weiblichen 820 g. Als Durchschnitt aus allen Wägungen ergab sich für das männliche Gehirn 1362, für das weibliche 1219 g. Bischoff hat selbst in seinem Werke die möglichen Einwände erledigt und hat besonders die Meinung zurückgewiesen, dass durch das sog. relative Gehirngewicht die Ergebnisse anders werden könnten. Thatsächlich ist gegen Bischoff's Darlegung (die mit den Ergebnissen anderer Untersucher durchaus übereinstimmt) gar nichts einzuwenden. Nun ist aber das Gehirn-Wägen keine einfache Sache und nur der Anatom kann es

*) Das Gehirngewicht des Menschen. Bonn 1880. 8°. 171 SS. u. Tabellen. Wer etwas näheres wissen will, muss das vorzügliche Werk selbst lesen; er wird sich dann der leichtfertigen Bestreitung Bischoff's schämen. Es ist, nebenbei gesagt, eine Schande, wenn man sich jetzt noch auf die Aussagen des Prof. Brühl beruft. Hier will ich nur noch ein paar Angaben Bischoff's wiedergeben. „Wir müssen daher für die somatischen Functionen des Gehirns bei beiden Geschlechtern einen relativ gleichen Gewichtsantheil desselben Anschlag bringen und die Gewichtsdifferenz beider Gehirne daher nach dieser Berücksichtigung lediglich auf die psychischen Functionen des Gehirnes beziehen.“ „Nach den übereinstimmenden Angaben aller Beobachter ist bei allen bis jetzt bekannten Rassen und Nationen der Menschen das mittlere Hirngewicht erwachsener Männer ansehnlich grösser als das der Weiber Diese Thatsache der bedeutenden Gewichtsdifferenz zwischen dem männlichen und weiblichen Gehirn, zu welcher die andere hinzukommt, dass die minimalen Hirngewichte nur bei Weibern, die maximalen nur bei Männern vorkommen, ist bei ihrer universellen, ausnahmslosen Gültigkeit, der keine andere auf dem ganzen Gebiete der Gehirngewichtslehre gleichkommt, von der grössten Bedeutung.“

Für den zweiten Theil meines Aufsatzes ist folgendes Ergebniss wichtig. Die Zunahme des Hirngewichtes „erreicht bei den Männern zwischen dem 20.—30. Jahre, bei den Weibern bis zum 20. Jahre ihr Maximum, während bei den Weibern zwischen dem 50. und 60., bei den Männern zwischen dem 60. und 70. Lebensjahre eine steigende Abnahme erfolgt.“

machen. Einen Ersatz bietet die Messung des Kopfes. Sieht man von den recht seltenen abnorm gestalteten Köpfen, z. B den sog. Thurmköpfen, ab, so kann man unbedenklich annehmen, dass der grösste Umfang des Kopfes der Grösse des Kopfes und somit des Gehirnes proportional sei. Selbstverständlich ist die Bestimmung nicht vollkommen genau, aber darauf kommt es bei der Lage der Dinge gar nicht an. Für den Sachverständigen kann kein Zweifel darüber sein, dass im Allgemeinen die Kopfgrösse mit der Grösse der geistigen Fähigkeiten wächst. Natürlich muss man die Körpergrösse in Betracht ziehen, ein grosser Kopf wird auf kleinem Körper bedeutungsvoller sein als auf grossem Körper, und umgekehrt. Auch muss man bedenken, dass einseitige Fähigkeiten (einzelne Talente) nicht einem überhaupt grossen Gehirn, sondern nur einem in bestimmten Richtungen grossen Gehirn zu entsprechen brauchen. Proteste gegen diese einfachen und zweifellosen Dinge kehren mit auffallender Hartnäckigkeit in den Zeitungen wieder. Man fragt sich dabei, cui bono? Hat man eine grössere Zahl von Männern gemessen, so überzeugt man sich davon, dass alle die, deren Geistesfähigkeiten den Durchschnitt übersteigen, einen verhältnissmässig grossen Kopf haben, 57 cm Umfang und mehr. Bei 56 und 55 cm ist geistige Tüchtigkeit nicht ausgeschlossen, aber diese trifft mit solchen Zahlen nicht häufig zusammen, während bei ihnen schlechte Fähigkeiten recht häufig sind. Dagegen findet man weniger als 55 cm fast nur bei geistig sehr schlecht ausgestatteten Männern, ja bei 53 cm kann man mit ziemlicher Sicherheit auf pathologische Verhältnisse rechnen. Das gilt auch für kleine Männer. Misst man nun weibliche Köpfe, so findet man ziemlich oft Umfänge von 56, 57 cm, aber auch sehr oft 52, 51, ja 50. Diese niedrigen Zahlen kommen bei erwachsenen Weibern von mittlerer Grösse (160 cm und mehr) und von guten geistigen Fähigkeiten vor (d. h. sie haben in der Schule gut gelernt und leisten alles, was ihre Stellung in der Familie fordert, sprechen fremde Sprachen und haben im Gespräche ein gutes Urtheil). Wenn ich sehe, dass ein Mann von 165 cm bei 53 cm Kopfumfang nicht sehr einfachen Ansprüchen genügen kann, ein Weib gleicher Grösse bei 51 cm Kopfumfang viele ihrer Geschlechtsgenossen durch geistige Tüchtigkeit übertrifft, so kann ich das doch nicht als etwas Gleichgiltiges betrachten. Hat man sich erst einmal an Reihen von der regelmässigen Wiederkehr der Zahlen überzeugt, so können auch etwa vorkommende Einzelfälle, die scheinbar die Regel durchbrechen, nicht mehr irre machen. Ich lege auf diese Dinge deshalb Gewicht, weil sie sehr einfach und jedermann zugänglich sind.

Gegen Rüdinger's Untersuchungen ist ebensowenig einzuwenden wie gegen die Bischoff's. Man kann höchstens sagen, dass es wünschenswerth sei, die Zahl der Fälle noch zu vergrössern und auch weitere Gebiete der Gehirnoberfläche zu untersuchen. Bis jetzt aber sind Rüdinger's Untersuchungen fast allein da und ihre Bedeutung ist gross genug. Das Wichtigste scheint mir das zu sein, dass er die sichtbaren Geschlechtsunterschiede an den Gehirnen Neugeborener nachgewiesen hat.

In dem Verhalten gegen unwillkommene Thatsachen zeigt sich die ganze Unredlichkeit der Feministen-Literatur. Wenn ernsthafte Gelehrte durch jahrelange gewissenhafte und mühevolle Untersuchungen anatomische Thatsachen festgestellt haben, da erklärt irgend ein unwissender Mensch, seiner Meinung nach sei nichts davon zu halten, und die Anderen plappern es nach.

In einer gegen mich gerichteten Kritik heisst es: „Früher legte man zur Begründung der weiblichen Inferiorität den Nachdruck auf die Kleinheit des Frauengehirns. Seitdem sich aber herausstellte, dass das Gehirngewicht des Hauptvertreters dieser Ansicht hinter dem Durchschnittsgewicht weiblicher Gehirne zurückblieb, hat man diesen Beweis fallen lassen". Ich bedaure, dass ich auf solche — sagen wir irreführende Angaben eingehen muss, aber es hilft nichts. Jeder muss jene Aeusserung auf Bischoff beziehen. Um möglichst sicher zu gehen, habe ich mich an Herrn Prof. Bollinger gewendet, der die Section bei Bischoff gemacht hat. Er hatte die Güte, mir mitzutheilen, dass der mit 76

Jahren verstorbene, etwa 180 cm lange Bischoff ein Hirngewicht von 1330 g hatte. Nach Bischoff's eigener Tabelle beträgt das mittlere Hirngewicht bei Männern von 70—85 Jahren 1279 g (aus 24 Fällen berechnet, darunter B.'s eigener 79jähriger Vater mit 1452 g). Mithin übertraf Bischoff's Hirngewicht das Mittel bei Männern. Das mittlere Hirngewicht bei Weibern von 70—82 Jahren (18 Fälle) beträgt nach Bischoff 1121 g. Wieviel im einzelnen Falle der Altersschwund ausmacht, ist schwer zu sagen. Durchschnittlich wird sowohl nach Bischoff's als nach Boyd's Tabellen ein Mann im 8. Jahrzehnt 100 g oder mehr verloren haben. Da der Schädel sich im Alter nicht wesentlich verändert, so würden die Schädelmaasse auch beim Alten einen Rückschluss auf seine gute Zeit gestatten. Merkwürdigerweise hat der 82jährige Pettenkofer bei ca. 170 cm Länge auch 1330 g Hirngewicht gehabt. —

Woher kommt Dir, fragt man mich, der Zorn gegen „das neue Weib“? Sicher nicht aus persönlichen Erwägungen, denn ich stehe ganz allein und habe keine persönlichen Wünsche mehr auch hat mir niemals ein neues Weib etwas zu Leide gethan. Dass ein wirklicher Zorn mich erfasste, das war bei Gelegenheit von Ibsen's Nora. In diesem Stücke handelt es sich darum, dass die Nora, die als kleines dummes Frauenzimmer geschildert wird, schliesslich auf- und davongeht, weil ihr Mann sie ihrer Meinung nach als Puppe behandelt hat. Was Ibsen sich eigentlich dabei gedacht hat, weiss ich nicht; man bekommt ja in der Regel nicht heraus, was der Apotheker-Dichter will*). Zu seiner Ehre möchte ich annehmen, dass er die Gesinnung, der Nora huldigt, mit grimmigem Hohne verspottet. Nun aber musste ich sehen, dass die Leute in der entarteten, halbverrückten Person, die ihre Kinder im Stiche lässt, weil sie sich einbildet, sie müsste ihr erbärmliches Ich ausbilden, eine Heldin erblickten. Das empörte mich und je mehr ich darüber nachdachte, um so

*) Wenn uns doch ein gütiges Geschick von der ganzen nordischen und anderweiten Lazareth-Poesie erlösen möchte!

abscheulicher und widerwärtiger kam mir die Sache vor. In der That kann die tiefe Unsittlichkeit des Individualismus gar nicht treffender gezeichnet werden, als es durch Nora's Fortgang geschieht. Einem Weibe, das der Mutterpflicht durch wilde Leidenschaft untreu wird, mag man verzeihen, eine Mutter aber, die ihre Kinder verlässt, weil sie sich nicht gebildet genug vorkommt, ist ein Scheusal oder, wenn man den Gesichtspunct wechselt, eine Geisteskranke. Nora ist ein Theatergespenst, aber die Bewunderung, die sie gefunden hat, zeigt, dass etwas faul ist im Staate Dänemark. Wie kommt es, dass das Schlechte und Kranke gefällt? Ist das Volk selbst krank, sind unsere Weiber so entartet wie Nora? Ich meine, folgende Auffassung sei richtig. Die widernatürliche Denkart eines beträchtlichen Theiles der Lebenden, vermöge der die individuelle Ausbildung des weiblichen Geistes höher geachtet wird als die Erfüllung des Naturzweckes, ist den geistigen Epidemieen zu vergleichen, ein Massenwahn, eine Suggestion durch eine krafterfüllte Idee. Sie ist also nicht eine eigentliche Geisteskrankheit, aber die Massensuggestion wäre nicht möglich gewesen, wenn nicht eine abnorme Geistesbeschaffenheit ihr den Boden bereitet hätte. Es gilt, zunächst die die Suggestion ausübenden Ideen zu betrachten, dann die Bedingungen ihrer Aufnahme. Die Gedanken, die der sogen. Emancipation des Weibes zu Grunde liegen, sind nicht neu. Im J. 1600 z. B. erschien ein Buch der Moderata Fonte, verehel. Giorgi, einer 1555 geborenen, 1592 gestorbenen Venetianerin, Il merito delle donne, in dem sie darthat, dass die Weiber die Männer übertreffen*). Indessen in der alten Zeit zündeten solche Gedanken nicht. Es musste erst der Liberalismus zur Herrschaft kommen. Sein Sinn ist die Befreiung des Individuum. Er begann seine Arbeit schon im Mittelalter, wurde im 18. Jahrhundert gross und stark und explodirte sozusagen in der französischen Revolution. Gewiss war die Befreiung ein grosser Gewinn,

---

*) Vgl. a. Guillaume, Marie Anne, Que le sexe féminin vaut mieux que le masculin. Paris, 1668.

aber alle Dinge haben zwei Seiten. An sich ist die Freiheit nichts als eine Verneinung, wird nichts erstrebt als Freiheit, so muss die Souveränetät das Individuum, die vollkommene Anarchie das Ende sein. Solange eine Bewegung wächst, wendet sich ihr die Hoffnung zu und sie erscheint den Hoffenden als durchaus gut. Keine Idee glänzt mehr als die der Freiheit, sie hat eine ganz unvergleichliche Kraft der Suggestion während des lawinenartigen Anschwellens des Liberalismus erlangt. Alles musste befreit werden und schliesslich auch das Weib. Freiheit des Weibes heisst die berauschende Suggestion. Freiheit wovon? Natürlich von allen Banden, müsste es consequenterweise heissen, Freiheit von Vorurtheilen, Freiheit vom Manne, Freiheit vom Kinde. So consequent war man freilich nicht, es hiess zunächst: Menschenrechte. Dass es keine abstracten Menschen giebt, war gleichgiltig, das Weib sollte aufhören ein Weib zu sein, „ein freier Mensch“ werden. Mit diesem Köder werden heute noch die Fische gefangen. Bei näherer Betrachtung muss man sich sagen, dass es ein grosser Unterschied ist, ob der Mann oder das Weib sich bedingungslos der Suggestion der Freiheit ergiebt. Dem Manne, mag er ein körperlich herumschweifender Jäger, oder ein geistig herumschweifender Denker sein, ist ein gewisser Grad von Freiheit Lebensbedürfniss. Das natürliche Weib will gar keine Freiheit, ihr Glück hängt geradezu von der Gebundenheit ab. Das hängt mit der Verschiedenartigkeit der Zwecke zusammen. Der einseitige Liberalismus des Mannes ist eine Uebertreibung, ein Zuweitgehen auf dem rechten Wege, der des Weibes ist wider die Natur, ein falscher Weg. Man kann daher nicht sagen, dass der moderne Individualismus des Mannes, wenn er auch zu Verkehrtheiten führt, nothwendig krankhafte Beschaffenheit voraussetze. Man muss aber sagen, dass der weibliche Individualismus ohne diese nicht möglich sei. Worin besteht die krankhafte Beschaffenheit, die das Weib für die Suggestion der Freiheit empfänglich macht? In der modernen Nervosität. Ein wesentliches Merkmal der Form der Entartung, die wir Nervosität nennen, besteht in dem Unsicherwerden der natürlichen Triebe. Je gesünder der Mensch ist, um so entschiedener ist er Mann oder Weib. Beim nervösen Menschen aber treten mannweibliche Züge auf, weibische Männer und männische Weiber erscheinen. Das Denken, dem der feste Rückhalt fehlt, wird unsicher, der Mensch weiss nicht mehr recht, was er will, er strebt nach allen Seiten, aber die ausgestreckten Hände fassen nichts, viele Wünsche und wenig Kraft. Ich kann hier das Nähere nicht auseinandersetzen, will nur betonen, dass die Nervosität nach meiner Ueberzeugung die Hauptbedingung für den weiblichen Individualismus ist, dass das gesunde Weib die täuschenden Freiheit-Suggestionen vom sicheren Instincte geleitet abweist[1]). Nun ist aber nicht zu verkennen, dass die sogen. Frauenbewegung noch andere Bedingungen hat. Deren wichtigste ist die sociale Noth. Durch die Verwickelung des Lebens und die Zunahme der Bevölkerung, durch

---

1) Mit Vergnügen habe ich das Buch der Laura Marholm gelesen: Zur Psychologie der Frau (Berlin 1897). Freilich auch mit einem gewissen Missvergnügen, weil sie manches sagt, von dem ich glaubte, es sei mir zuerst eingefallen. Der Titel lautete vielleicht noch besser: Zur Psychopathologie des Weibes, denn die von der Verfasserin geschilderten Typen und Figuren sind nur Formen der Nervosität oder Entartung. Wenn auch sehr Vieles, das Frau Marholm sagt, vortrefflich ist, so scheint sie mir doch zu viel Gewicht auf ihre Unterscheidungen zu legen und im Wechsel der Jahrzehnte und der geistigen Moden Bedeutsameres zu sehen, als darin steckt. Es ist doch mit den historischen Wandlungen so eine Sache, was in der Nähe als gross erscheint, wird in einiger Ferne klein. Die einzelnen Formen der Krankheit sind kaum als Eigenthümlichkeiten der Gegenwart anzusehen, charakteristisch ist nur die Kraftlosigkeit, die auf der Schwäche der Instincte beruht. Je nach den zu allen Zeiten wiederkehrenden Typen variirt dann die Nervenschwäche.

Auch übertreibt Frau Marholm zuweilen, als ob das ganze weibliche Geschlecht ihrer Schilderung entspräche. Glücklicherweise existirt doch noch viel mehr Gesundheit. Aber freilich in der Gesellschaft und in der Literatur trifft man vorwiegend die Aufgeregten, die Kranken; die Guten sitzen zu Hause bei ihrer Arbeit. Es ist wie in Paris: Geht man auf den Strassen, so könnte man denken, die ganze weibliche Bevölkerung bestehe aus Dirnen, aber auch hier sitzen die Guten zu Hause.

die Entwickelung der Erkenntniss, die Steigerung des Verkehrs u. s. w. wird theils Einsicht in die alte, früher gedankenlos ertragene Noth, theils neue Noth bewirkt. Auch hat der Liberalismus selbst die Noth gesteigert dadurch, dass er die alten Verbände zerstörte; durch die Isolirung wurde das starke Individuum gefördert, das schwache geschädigt. Nun kann der Noth die Freiheit nicht abhelfen, sondern hier brauchen wir Gerechtigkeit und Liebe. Indessen thatsächlich ist doch das Verlangen nach Besserung der Lebensverhältnisse immer mit dem nach Freiheit verbunden worden und auch in der weiblichen Bewegung hat der Liberalismus die Führung übernommen, sodass die nach Gerechtigkeit Strebenden sich für verpflichtet hielten, vor allem nach Freiheit zu rufen. Endlich muss ich noch auf ein eigenthümliches psychologisches Verhalten hinweisen, das die Suggerirung des Freiheitgedankens bei dem Weibe erleichtert. Die Jungfrau wird von der Natur über ihre Triebe in Unklarheit erhalten. Das Widerstreben gegen den Mann, die Abweisung der Sinnlichkeit erscheinen dem Bewusstsein der Jungfrau als unbedingt und dauernd, obwohl sie ihrer Natur nach vorübergehend und im Grunde nur Schutzmaassregeln sind. Je besser ein Mädchen ist, um so fester ist es davon überzeugt, dass es kein Verlangen nach dem Manne habe, dass jederzeit sein Sinn nur dem Idealen zugewandt sein werde. Ja der Mann, der für dieses reine Streben kein rechtes Verständnis hat und das Mädchen auf seinen Standpunct herüberziehen möchte, erscheint leicht als Feind. So wird es begreiflich, dass gerade hochgesinnten Mädchen das Feldgeschrei: Selbständigkeit des Weibes, Freiheit vom Manne! gefallen wird. Ertönt die Predigt zur rechten Zeit, so muss sie unter den Jungfrauen Anhängerinnen der neuen Lehre finden. Lernen diese später die Liebe kennen, so verfliegt in der Regel der ganze Spuk, die Liebe allein bleibt übrig und das frühere Streben weckt nur noch Lächeln. Kommen vollends Kinder, so werden die geistigen Kinderkrankheiten ganz vergessen. Kommt es jedoch nicht zur Verheirathung, so werden die einmal eingepflanzten Anschauungen in der

Regel festgehalten, um so fester, je grösser das Gefühl der Leere ist. Auch in kinderlosen Ehen wird es sich oft nicht anders verhalten. Je hartnäckiger das Freiheitstreben ist, um so eher wird es auf krankhafte Art schliessen lassen. Manches gesunde junge Mädchen sagt: ich heirathe nicht, ich will frei bleiben. Man weiss ja, wie die Dinge gehen, und lacht dazu. Aber wenn ein Mädchen, obwohl ihr die Liebe entgegengebracht wird, ihren Vorsatz durchsetzt, dann ist sie aller Wahrscheinlichkeit nach pathologisch. Eine Frau, die keine Kinder haben will, oder etwa nach dem ersten sagt: einmal und nicht wieder, ist ganz sicher ein entartetes Wesen. Noch schlimmer ist es, wenn eine Frau um ihrer selbstsüchtigen oder wahnhaften Bestrebungen willen ihre Kinder vernachlässigt oder gar ganz verlässt. Der Weg der Gedanken vom ersten Nora-Zorne bis hieher ist lang und unterwegs ist der Zorn verflogen. Die philosophische Betrachtung verträgt sich ja überhaupt nicht mit dem Zorne, sie deckt als Quelle des Schlechten Irrthum und krankhaften Mangel an natürlichen Gefühlen auf. Indessen man bleibt ein Mensch, und wenn man das Schlechte verherrlichen hört, regt sich der Zorn immer von neuem. Und der Zorn hat auch sein Gutes, er treibt zum Handeln und das Handeln ist gerade in unserem Falle nicht aussichtlos, denn Suggestionen kann man beseitigen und alle früheren Massensuggestionen sind dadurch mit Erfolg bekämpft worden, dass Einzelne ihnen ihr besseres Wissen entgegen hielten.

Vielleicht giebt es harmlose Seelen, die meinen, ich übertreibe, die „Frauenbewegung“ führe gar nicht zur Verleugnung der Natur, die Gefühlsrohheit sei gar nicht mit dem „Streben nach dem Höheren“ verknüpft. Solche Vermittler täuschen sich sehr. Natürlich bleiben die Meisten, die sich der Bewegung anschliessen, auf halbem Wege stehen, die Bewegung selbst aber hat den Zwang in sich, bis zum Ende zu gehen. Das Ende aber ist die Freiheit vom Kinde. Wenn das Weib irgend etwas hochhalten sollte, so ist es der Muttername. Ich hatte geschrieben, nicht die Leistungen des Mannes, sondern mütterliche Liebe und Treue verlange die Natur vom Weibe Ein weiblicher Kritiker giebt das so wieder: nach meiner Auffassung tauge das Weib „nur zur Gebärerin und Brutpflegerin.“ Man höre: Brutpflegerin! Und da soll man nicht von Entartung reden. —

Meine Charakterisirung des Weibes wird hauptsächlich in drei Weisen beurtheilt: Entweder heisst es, sie ist im Wesentlichen falsch, oder, sie ist im Wesentlichen richtig, passt aber nur für den Durchschnitt, oder, sie ist im Wesentlichen richtig, passt aber nur für die jetzt vorhandenen Zustände.

Gegen die Meinung, ich hätte Falsches behauptet, kann ich mich nicht durchweg vertheidigen, weil die Verhandlung ins Grenzenlose gehen würde. Nur einige Missverständnisse, an deren Aufhellung mir liegt, kann ich erwähnen. Zu meinem Bedauern haben Personen, auf deren gute Meinung Werth zu legen ist, geglaubt, ich halte das Weib für unmoralisch, obwohl ich mich ausdrücklich dagegen gewehrt habe. Dass die weibliche Moral insofern unvollständig, ungenügend ist, als sie im Wesentlichen Gefühlsmoral ist, daran muss ich festhalten. Auch ist das gar nichts Neues, man findet z. B. bei E. v. Hartmann die Sache ausführlich dargelegt. Es scheint, dass weniger der Hinweis auf den Mangel an Gerechtigkeit, als der auf die Nothwendigkeit des Lügens verletzt hat. Das hängt offenbar damit zusammen, dass in weiten Kreisen das Lügen als etwas schlechthin Unmoralisches angesehen wird, eine verkehrte Meinung, die hauptsächlich durch Kant gefördert worden ist. Wir alle lügen und müssen lügen, sei es mit Worten, oder durch Schweigen, oder durch blosse Bewegungen. Die Lüge ist durchaus berechtigt, solange es sich um Nothwehr handelt, erst dann wird sie unmoralisch, wenn sie zur Erringung persönlichen Vortheils oder gar zur directen Schädigung Anderer verwandt wird. Die dem Weibe im Geschlechtsleben nothwendige Verstellung oder Lüge ist aber Nothwehr und daher untadelig. Ich hatte geglaubt, mich ganz deutlich ausgedrückt zu haben, aber es hat nichts geholfen, ich muss es daher zweimal sagen. Der andere Kummer ist der, dass ich halb scherzhaft das Paradoxon citirt habe, das Weib soll „gesund und dumm“ sein. Auch hier hatte ich gedacht, der Leser werde mich schon verstehen und die Dummheit nicht wörtlich nehmen, sondern wissen, dass hier ungelehrt gemeint ist. Gerade ich habe an verschiedenen Stellen meiner Schriften darauf hingewiesen, wie wichtig die geistigen Fähigkeiten der Mutter für die Söhne sind, und dass bei der Ehewahl die Klugheit des Mädchens sehr ins Gewicht falle. Ich selbst habe glücklicherweise eine kluge und gute Mutter gehabt und bin überzeugt, dass ich die Fähigkeiten, die ich etwa habe, zum grossen Theile ihr verdanke. Die Erinnerung an sie allein würde mich abhalten, je etwas „gegen die Weiber" zu schreiben. Aber auf den „Mutterwitz" kommt es an, auf die natürlichen Fähigkeiten, nicht auf Kenntnisse und angelernte Fertigkeiten. Drittens habe ich gesagt, das weibliche Talent schlechtweg sei die Anlage für Liebesangelegenheiten. Nun soll ich gesagt haben, die Weiber hätten sonst keine Talente. Da will ich denn nachtragen, dass es neben dem Haupttalente noch andere weibliche Talente giebt. Ich meine damit nicht das musikalische, das malerische oder irgend ein Kunsttalent. Wenn ein Weib von diesen eins hat, so hat sie eigentlich ein männliches Talent. Es scheint, dass man nur das schauspielerische und in gewissem Grade das poetische Talent als ursprüngliches Eigenthum beider Geschlechter betrachten dürfe. Ein weibliches Talent dagegen im strengen Sinne des Wortes ist das Schwatz-Talent, oder, wenn das unehrerbietig klingen sollte, das Gespräch-Talent. Das wurde mir recht klar, als ich neulich ein Buch über Rahel Levin, verehel. Varnhagen von Ense las.*) Anfangs wurde es mir beim Lesen manchmal übel, dann aber interessirte mich die Frage, was ist's eigentlich mit dieser Frau, und so habe ich das 460 Seiten enthaltende Buch bewältigt. Rahel war zweifellos eine gescheite und gutartige Frau. Sie war ehrlich, ernst, dachte gern und hatte eine Neigung zu philosophischen Betrachtungen. Das alles aber erklärt nicht die Rolle, die sie gespielt hat. Sie hat nichts hervorgebracht, sie konnte weder in Versen, noch in Prosa etwas Zusammenhängendes schreiben, über Briefe

*) Rahel Varnhagen, ein Lebens- und Zeitbild von Otto Berdrow. Stuttgart 1900.

und Aphorismen kam sie nicht hinaus. Ihr Stil ist originell, reich an Willkürlichkeiten und Sprachfehlern. Neue Gedanken fehlen gänzlich. Alles, was sie sagt, findet man bei den zeitgenössischen Schriftstellern so und so oft, höchstens mag sie hie und da einem Gedanken eine neue Fassung gegeben haben. Dabei stösst die andauernde Selbstbespiegelung, das Reden in Superlativen über die eigene Person, die immer als einzig und unvergleichlich hingestellt wird, stark ab. Alles wird übertrieben, entsetzliches Leid und überschwengliches Glück wechseln. Goethe würde sie eine aufgespannte Person nennen. Trotz des Fehlens poetischer oder wissenschaftlicher Leistungen hat sich eine ganze Literatur über Rahel gebildet. Man muss zwar eine gewaltige, theils unabsichtliche, theils raffinirte Reclame in Anschlag bringen, aber die Frau muss doch etwas besonderes gewesen sein. Sie war ein Schwatz-Genie. Sie hatte viel erlernt und erlebt, hatte ein gutes Gedächtniss, Geistesgegenwart, enorme Lebhaftigkeit und dazu die unendliche Lust am Schwatzen. Sie konnte Tag für Tag, durch viele Stunden geistreich reden. Ihr Biograph nennt sie sehr gut eine „Geselligkeitsfanatikerin“; sie lebte sozusagen vom Reden. Wunderlicherweise lebte mit ihr zusammen ein zweites Schwatz-Genie, Bettina Brentano, vereh. v. Arnim. Diese Frau war weniger ernst und ehrlich als Rahel, übertraf sie aber bedeutend an poetischer Fähigkeit und Gestaltungskraft. Sie ist besonders durch ihre Lügenhaftigkeit interessant, sie log ganz unwillkürlich und erinnert stark an die von Delbrück beschriebene Pseudologia phantastica. Es war überhaupt damals eine redselige Zeit; die bedeutenden Männer schwatzten auch und fanden an dem nichtigen Salongerede eine seltsame Befriedigung. Aber die Männer waren gegen die genannten Frauen armselige Talente im Hinundwiederreden. Varnhagen, der überhaupt viel Weibliches hatte, scheint sich ausgezeichnet zu haben.

Die, die sagen, meine Schilderung passe nur für den Durchschnitt, haben ganz Recht. Aber, Ihr Lieben, etwas anderes habe ich ja gar nicht gewollt. Wie kann einer auf ein paar Druckseiten mehr thun und wie viel Seiten möchten nöthig sein, wenn alle Abweichungen vom Durchschnitte erwähnt werden sollten? Bei messbaren Dingen kann man ausser dem Mittel auch das Maximum und das Minimum angeben, aber hier ist doch die Sache so einfach nicht. Die Unterschiede der Geschlechter sind in ihren Hauptzügen bekannt, aber man weiss auch, dass Mischungen vorkommen. Wie beide Geschlechter alle Gehirnwindungen gemein haben, so haben sie offenbar auch alle geistigen Eigenschaften gemein und nur ein Mehr dort, ein Weniger hier macht den Unterschied aus. Niemand kann genau sagen, in wie weit im einzelnen Falle eine vorwiegend männliche Fähigkeit beim Weibe sich entwickeln könne und umgekehrt. Das gilt schon für die Norm, nun kommen aber unter pathologischen Bedingungen die geistigen Zwitterbildungen dazu, die wahrscheinlich viel häufiger und bedeutsamer sind, als man gewöhnlich denkt. Besonders dann, wenn man von den Verhältnissen unserer Zeit redet, darf man nie vergessen, dass unsere Culturvölker ausserordentlich stark mit pathologischen Elementen durchsetzt sind. Indessen solche weiter greifende Betrachtungen scheinen meinen Kritikern fremd zu sein. Ihre Sorge ist nur, dass ich die über den Durchschnitt hinausragenden Weiber nicht genug berücksichtigt haben soll. Sie werfen mir vor, dass ich nicht an die weiblichen Heiligen, die Wohlthäterinnen der Gesellschaft, die guten Fürstinnen, die geistvollen Frauen aller Art gedacht habe. Halten sie mich wirklich für so dumm? Es ist aber ein natürlicher Fehler, dass wir über den Ausnahmen gern die Regel vergessen. Finden sich auf einer langen Linie einzelne leuchtende Puncte, so ziehen diese unsere Augen auf sich und wir vergessen über ihnen die langen dunkelen Strecken. Von der Beschaffenheit des wirklichen Volkes scheinen viele Literaten gar keine Ahnung zu haben. Z. B. wird mir vorgeworfen, es gebe doch viele geistesfrische alte Frauen. Solche kenne ich eben so gut wie meine Kritiker. Aber geht hinaus in's Volk, vergleicht den fünfzigjährigen Mann mit dem fünfzigjährigen Weibe, macht Prüfungen, lasst nicht Zungenfertigkeit und übernommene Gedanken für Geistesthätigkeit gelten, dann wird sich zeigen, ob ich Recht habe. Ueberhaupt hat meine Lehre von der Parallelität der geistigen Entwickelung und des geistigen Rückganges mit der körperlichen Entwickelung und dem körperlichen Altwerden viel ungerechten Tadel gefunden. Die Zukunft wird lehren, dass es ein besonderes Verdienst war, auf diese viel vernachlässigten Dinge hinzuweisen.

Die dritte Gruppe sagt, im Grossen und Ganzen mag er ja recht haben, aber das liegt nur daran, dass die weiblichen Geistesfähigkeiten bisher nicht genügend entwickelt worden sind. Entwickelung ist überhaupt alles, wenn wir uns entwickeln, so können wir werden, was wir wollen. Zunächst kann die weitere Entwickelung des weiblichen Geschlechtes als ein Process im mystisch-darwinistischen Sinne aufgefasst werden, als einer, der durch Naturnothwendigkeit, ohne Zwecksetzung abläuft. Beweise für eine solche Voraussetzung fehlen gänzlich, denn die Geschichte spricht direct dagegen; da sehen wir Schwankungen in diesem und jenem Sinne, aber im Grossen und Ganzen ein unverändertes Beharren, soweit das Wesentliche in Frage kommt. Wenn wir z. B. im alten Testament lesen, so sehen wir, dass das Verhalten und die Stellung des Weibes damals, d. h. durchschnittlich vor etwa 2500 Jahren, ungefähr eben so waren wie jetzt. Aristophanes schildert eine „Frauenbewegung“, die der unsrigen recht ähnlich war. Die Römerinnen hatten ungefähr auch die Stellung wie unsere Frauen. Andererseits haben in vielen Gegenden des Orients heute noch die Weiber dieselbe relativ ungünstige Stellung wie vor 1000 oder 2000 Jahren. Es scheint also die Stellung des Weibes nicht sowohl von der Zeit als von dem Charakter des Volkes, der natürlich den Charakter beider Geschlechter umschliesst, abzuhängen. Manche, die davon gehört haben, dass für die Art-Entwickelung sehr lange Zeiten in Anspruch genommen werden, mögen erwidern, was sollen uns ein paar tausend Jahre, die bisherige Geschichte beweist gar nicht, dass die Entwickelung nicht doch noch kommt. Solche mögen ihres Glaubens leben, aber sie müssen uns auch gestatten, anzunehmen, dass wie in den letzten so in den nächsten Jahrtausenden keine wesentliche Veränderung zu erwarten sei. Andere verstehen unter Entwickelung ein bewusstes Eingreifen, eine Art von planmässiger Erziehung. Sie meinen, wenn man die Mädchen nur genug unterrichtete und die Schranken der Sitte und des Gesetzes niederrisse, dann würden die Geistesfähigkeiten des weiblichen Geschlechts nicht von denen des männlichen verschieden sein. Mit diesen wunderlichen Heiligen ist schwer zu reden. Wenn man sie auf Thatsachen hinweist, z. B. auf die Musikgeschichte u. A., so gehen sie nicht darauf ein. Wenn man ihnen die Unmöglichkeit darthut, dass ein Weib die Aufgaben erfüllen könnte, die die Natur an zwei Geschlechter vertheilt hat, so meinen sie, sie könnten es schon. Ich habe auseinandergesetzt, dass, wenn die Wünsche der Feministen erfüllt werden, die Geburtenziffer soweit sinken müsse, dass der Stand oder das Volk sich nicht erhalten kann. Darauf kommt zur Antwort, die hochgebildete Frau werde allerdings nur wenig Kinder gebären, aber sie werde sie um so besser erziehen. Da soll man ernsthaft bleiben! Man kommt eben an Stellen, wo alle Verhandlung aufhört. Nur die eine Bemerkung will ich machen, dass die unsinnige Ueberschätzung der Erziehung, die einem in diesen Verhandlungen immer entgegentritt, ein Zeichen der Rückständigkeit ist. Sie ist im 18. Jahrhundert zu Hause; wer heute lebt, der sollte wissen, dass keine Erziehung Fähigkeiten hervorrufen kann, dass alle Erziehung, die mehr sein will als liebevolle Förderung der natürlichen Entwickelung und Abhaltung von Schädlichkeiten, mehr schadet als nützt. Leider kann ich nicht verschweigen, dass die Geistlichen und Lehrer, die sich einbilden, „Charaktere zu bilden“ und ähnliche Kunststücke zu leisten, den Thorheiten, von denen die Feministen-Bewegung lebt, argen Vorschub geleistet haben. Eine besondere Anschauung tritt mir in einem Briefe entgegen. Meiner Schilderung entspreche zwar das natürliche Weib, es sei aber die von Gott gestellte Aufgabe, dass dieses durch Selbsterziehung zum veredelten Kulturweibe werde. Niemand kann mehr wünschen als ich, dass es recht viele edle und kluge Weiber gebe; ich sehe nur nicht, dass ihre Zahl durch die Feministen vermehrt werde. Das natürliche Weib ist doch gewiss auch ein gottgewolltes Weib und alle Veredelung kann nur in Weiterentwickelung der natürlichen Anlagen bestehen. Ist es die natürliche Bestimmung des Weibes, eine rechte Mutter zu sein, so kann auch die Veredelung nur darin bestehen, dass das Weib immer tiefer in die Mütterlichkeit eingehe, dass sie all ihr Wissen und Vermögen in den Dienst ihres edlen Berufes stelle. Die natürlichen Anlagen sind etwas Heiliges und es kann nicht im Sinne der ewigen Weisheit liegen, wenn wir in die Natur hineinstören, weil überspannte Menschen sich übernatürliche Ideale zurechtgemacht haben. Der Satz: ein Weib, das nicht Mutter ist, hat seinen Beruf verfehlt, bleibt wahr, so hart er denen klingen mag, die ohne Schuld sich ausgeschlossen sehen. Aber man muss hinzufügen, dass auch das Weib, das keine Kinder hat, durch seine mütterlichen Eigenschaften segensreich sein kann. Inwieweit Kenntnisse und Fertigkeiten von dem Hauptberufe gefordert werden, oder sich mit ihm vertragen, das hängt von den Umständen ab, der Kulturhöhe überhaupt und dem Stande. Eine Frau des kleinen Bürgerstandes wird wenig Nutzen davon haben, wenn sie mehrere Sprachen spricht, malt und Kunstgeschichte treibt oder sonst etwas, ja die Erwerbung und der Besitz solcher Fertigkeiten würden manchen Nachtheil mit sich führen. Die Frau eines Fürsten dagegen, deren Verhältnisse sie von der eigentlichen Arbeit ausschliessen, bedarf zur Erfüllung ihrer Stellung vieler Kenntnisse und Fertigkeiten, die in den unteren Ständen überflüssig oder schädlicher Luxus sein würden. Ich dächte, über diese Dinge könnte man sich einigen. Sehen wir von solchen Standesunterschieden ab, so kann man für die mittleren Stände sagen, bei einer (wirklichen) Frau sind Kenntnisse und Fertigkeiten ein schöner Schmuck, soweit sie die der Familie gewidmete Thätigkeit fördern, oder doch nicht stören. Auch an einem Manne schätzt man es, wenn er nicht nur die zu seinem Berufe unbedingt nöthigen Fähigkeiten hat, man tadelt ihn aber, sobald er durch Allotria seine Berufsthätigkeit stört.

Das sei im Gedanken an die liebenswürdige Briefschreiberin gesagt, obwohl es sich eigentlich von selbst versteht.

Bin ich einmal so weit, so klingt es mir in den Ohren: Preise den Mutterberuf soviel, wie du willst, aber es können nicht alle Mädchen Mutter werden und deshalb müssen wir unsere Mädchen so erziehen, dass sie allein stehen können. Obwohl diese Dinge nicht zu meinem Thema gehören, will ich doch noch ein paar Worte sagen. Ich habe schon einmal angedeutet, dass wir mehr Mütter und mehr Menschenglück haben könnten, wenn wir nicht bloss in der Ehe erzeugte Kinder gelten liessen. Man könnte doch weitherziger sein. Ich wenigstens würde Respect haben, wenn ein Mädchen sagte: das ist mein Kind, für das ich sorge, von wem ich es habe, geht euch nichts an. ‚Halt ein, Unseliger, du tastest die Grundlage des christlichen Staates an!‘ Hört auf mit der Lüge vom christlichen Staate, er ist unchristlich wie möglich. Triefte nicht unser Leben von Lieblosigkeit und Heuchelei, so wäre auch eine vernünftige Versorgung der Mädchen leichter. Spricht man jetzt mit Eltern, die den sog. besseren Ständen angehören, so heisst es: ja, unsere Tochter soll das Lehrerinnenexamen machen, es fällt ihr zwar recht schwer, aber man muss doch für alle Fälle sorgen. Nun ist das Lehrerinnenexamen, gelinde gesagt, eine Quälerei und die, die mit Aufopferung eines Theiles ihrer Gesundheit es bestanden haben, gelangen auch nicht gerade zu goldenen Bergen. Aber alles andere ist nicht „standesgemäss“. Was thun die Weiber bei allen Völkern? Sie haben ausser der Sorge für die Kinder die für die Küche und den Haushalt überhaupt, sie beschaffen die Kleidung, wenigstens zum Theile, kaufen und verkaufen, je nachdem. Warum soll das, dessen sich unsere Hausfrauen nicht schämen, zu schlecht für die auf Erwerb angewiesenen Mädchen sein? Warum ehrt man nicht jede redliche Arbeit? Es kommt nur auf das Abthun alter Vorurtheile an. Wenn ein Mädchen sagte, ich will Köchin sein, ich verlange aber ein anständiges Zimmer und eine meiner Persönlichkeit entsprechende Behandlung, so thäte sie sich und anderen Gutes. Eigentlich giebt es doch eine

Menge verständiger Leute und die würden, wenn sie sich vielleicht mit den bisherigen Dienstboten halb krank geärgert haben, schliesslich gern Köchinnen, Stubenmädchen u. s. w. aus gebildeter Familie bei sich aufnehmen, unter der Bedingung, sie wie Ihresgleichen zu behandeln. Damit wäre auch der Dienstbotennoth abgeholfen, an der Hochmuth und Gleichgiltigkeit der Herrschaften ebenso Schuld haben, wie Mangelhaftigkeit der nicht erzogenen und gewöhnlich von Kindheit an sich selbst und schlechten Beispielen überlassenen Dienenden. Ausser der Häuslichkeit böte zur Noth das kaufmännische Wesen noch vielen weiblichen Personen Unterkunft, wenn einerseits die Arbeit respectirt, andererseits die Kaufleute gezwungen würden, die Gesundheit ihrer Arbeiter zu respectiren. Auf jeden Fall wird, wenn die Arbeitzeit nicht zu lang und der Lohn genügend ist, der Dienst im Kaufhause oder Kaufladen besser sein als die grässliche Trockenheit des Telephon-, Telegraphen-, Postdienstes u. s. w. Auch bietet die kaufmännische Thätigkeit die Möglichkeit des Selbständigwerdens. Noth bleibt die Erwerbsthätigkeit des Weibes immer, aber sie ist bei unseren Verhältnissen nicht zu vermeiden. Ob es später besser werden wird, weiss man nicht. Ein wirklicher Fortschritt zum Besseren wäre das Zurückgreifen auf den Klostergedanken. Die radicale Bekämpfung des Kloster-Wesens war und ist eine der grössten Thorheiten der Reformation und des Liberalismus. Neuerdings hat man unbewussterweise Kloster-Nachahmungen hervorgerufen, so die Diakonissen-Häuser, die Schwestern-Häuser überhaupt. Man sollte aber die Sache viel grundsätzlicher angreifen. Zu einem Kloster im humanen Sinne gehört Folgendes: 1) Ein uneigennütziger Zweck. D. h. es muss sich eine Anzahl von Menschen gleichen Geschlechtes zusammenthun, um dasselbe Ziel zu verfolgen. Der Zweck kann darin bestehen, Hilfebedürftigen zu helfen, es kann aber auch ein wissenschaftlicher oder irgend ein anderer Zweck sein, nur die Erstrebung persönlicher Vortheile ist ausgeschlossen und der Zweck muss die Würde einer Lebensaufgabe haben. 2) Das gemeinsame Leben der durch den Zweck Verbundenen in dem Sinne, dass bei dem Theilnehmer die Sorge um die eigene Person aufhört. Das Mitglied macht den Zweck der Gemeinschaft zu dem seinen und dafür übernimmt die Gemeinschaft die Versorgung des Einzelnen. Gelübde für Lebenszeit widerstreben unserer Denkweise, aber in gewissem Sinne würden die alten Gelübde ihr Recht behalten, denn Gehorsam ist unentbehrlich, Keuschheit ergiebt sich ganz von selbst (der Austritt steht ja frei) und Armuth heisst eben nichts Eigenes haben. Es versteht sich von selbst, dass viele Modificationen möglich sind, jedoch das kann man im Allgemeinen sagen, dass das Glück des Einzelnen um so grösser sein wird, je edler der Zweck und je vollständiger die Hingebung ist. Auch das ist sicher, dass gerade für die weibliche Natur das Klosterleben in dem hier gemeinten Sinne am ehesten einen Ersatz für das natürliche Glück gewähren wird. Vielleicht muss die Noth noch wachsen, ehe die Vernunft durchdringt, aber durchdringen wird sie schon. Kehren wir von den Zukunfthoffnungen zur Vorbildung der Mädchen zurück, so ergiebt es sich eigentlich von selbst, da doch auch jetzt die Mehrzahl der Mädchen später heirathet, dass alles darauf angelegt sein sollte, sie auf die Ehe vorzubereiten. Die gegenwärtige Erziehung ist, aus diesem Gesichtspunkte betrachtet, nicht viel werth. Der Einzelne kann das zunächst nicht ändern, aber den Eltern muss man ans Herz legen, dass sie nicht alle Verantwortung auf die öffentlichen Einrichtungen werfen dürfen. Ihre heiligste Aufgabe sollte sein, die Mädchen gesund zu erhalten, dann mag später kommen, was will; ein krankes Mädchen taugt zu gar nichts. Dem Standeshochmuthe und der Ueberschätzung der sog. Geistesbildung fallen „Menschenopfer unerhört." Einer der wichtigsten Einwände gegen das Studium und die Hochbildung weiblicher Wesen ist der, dass, wenn etwas bei der Sache herauskommen sollte, das Mädchen gerade wie der Knabe vom 11. Jahre an zu dem Berufe vorgebildet werden müsste, also zu einer Zeit, zu der ein Urtheil über die spätere Entwickelung der Dinge noch gar nicht möglich ist. Abgesehen von den ganz seltenen Fällen, in denen ein Mädchen früh hervorstechende Talente zeigt, ist der Beschluss, das Kind solle für einen anderen als den natürlichen Beruf des Weibes erzogen werden, eigentlich eine Vermessenheit. Man hört oft sagen, das, was das Mädchen als Frau braucht, könne ja auch nachgelernt werden. So erbärmlich denke ich denn doch nicht von den Fähigkeiten einer tüchtigen Hausfrau. Wenn ein Mädchen zur rechten Zeit, d. h. etwa vom 18. bis zum 23. Jahre, heirathet, so reicht die Zeit eben aus, um sie bei Schonung der Gesundheit zum Practischen tüchtig zu machen. Wenigstens vom sog. Mittelstande gilt das Gesagte. Mögen die neuen Weiber sein, wie sie wollen, hexen können sie doch nicht und auf einer Seite würde es immer fehlen, auch wenn sie noch ein wenig mehr als männliche Geisteskräfte hätten.

Werfen wir zum Schlusse noch einen Blick in die Zukunft, so sind für den, der auf eine bessere Zeit nach den Wirrnissen der Gegenwart hofft, zwei Wege denkbar. Entweder kann man denken, es sei die individualistische Verirrung ein Durchgang für den weiblichen Geist. Nahm früher das Weib sein Schicksal gedankenlos auf sich, diente sie in unbewusster Frömmigkeit dem Zwecke der Gattung, so kann sie in Zukunft, nachdem sie den Irrthum der Freiheitbestrebungen eingesehen hat, dasselbe bewusst thun, wissend sich hingeben und nicht das Wohl des Ich, sondern das des Mannes und der Kinder erstreben. Oder man kann der Meinung sein, eine solche Entwickelung aus Unschuld durch Schuld zur Tugend widerstrebe dem Wesen des Weibes, das rechte Weib müsse auch in Zukunft instinctiv das Rechte thun. Im Sinne der ersten Meinung sollte man eigentlich den Unfug fördern, denn je grösser die Uebelstände werden, um so eher ist die Umkehr zu erwarten. Schliesst man sich der zweiten Auffassung an, dann muss, soweit menschliche Hilfe in Frage kommt, das Heil von der Einsicht des Mannes erwartet werden, d. h. davon, dass der Mann dem Weibe klar macht, er wolle von der unbedingten Freiheit des Weibes nichts wissen. Macht der Mann damit Ernst, dann ist es aus mit der „Frauenbewegung."

Anhang.

Der Herr Verleger hat den Wunsch ausgesprochen, eine Auswahl aus den Besprechungen, die mein Aufsatz gefunden hat, der neuen Ausgabe als Anhang mitzugeben. Nach einigem Zweifeln habe ich zugestimmt, denn als documents humains verdienen die Ergüsse immerhin ein gewisses Interesse, auch scheint es mir gut, manche „niedriger zu hängen." Es fragte sich nun, welche auszuwählen seien. Von den zustimmenden Druckerzeugnissen habe ich ganz abgesehen, denn aus ihnen erfährt der Leser nichts Neues; auch sind ihrer nicht viele.[1])

Zunächst will ich ein paar verneinende ärztliche Kritiken mittheilen. Sie rühren von bewährten Irrenärzten her, also von Männern, denen man ein sicheres Urtheil zutrauen

---

1) Zustimmende Besprechungen findet man (erst nach der 2. Auflage!) z. B. in der Allgem. med. Centralzeitung (98. 1900), in der St. Petersburger med. Wochenschrift (Januar 1901), im ärztlichen Vereinsblatte (Jan. 1901), in der Deutschen med. Presse (12. 12. 1900), in der Zeitschr. f. Behandl. Schwachsinniger und Epileptischer (Nov. 1900), in „Nord und Süd" (Febr. 1901), in der „Heilkunde" (V. 3. 1901), im Reichsmedicinalanzeiger (18. Jan. 1901), im „Deutschen Lehrerhaus" vom Juli 1901, in dem „Litterat" (1901), im Reichsmedicinal-Anzeiger vom 30. August 1901, in der „Germania" vom 8. August 1901, in dem Buche von Hansjakob „Verlassene Wege".

Selbstverständlich ist hier nur von einer Zustimmung im Ganzen die Rede, nicht von einem Rechtgeben da und dort. — An vielen Stellen sind übrigens die Recensionen ausgeblieben: wahrscheinlich sitzen vorsichtige Ehemänner in den Redactionen.

sollte. Ich bin geradezu erschrocken über den Mangel an Verständniss. Ueberhaupt findet man bei vielen gebildeten Männern der „Frauenfrage" gegenüber eine Unbefangenheit, die ihnen und der Sache zum Nachtheile gereicht. Bei näherer Ueberlegung scheint folgende Erklärung richtig zu sein. Einerseits hat der Mann soviel zu thun, zu lernen und zu lesen, dass ihm für das, was nicht gerade zu seinen Geschäften und Liebhabereien gehört, keine Zeit übrig bleibt. Die Angelegenheiten der Weiber erscheinen den Meisten als eine Nebensache, zu deren gelegentlicher Erörterung kein besonderes Nachdenken und Nachlesen gehört. Andererseits haben die Männer als Söhne, Brüder, Gatten, Väter allerhand liebevolle Gesinnungen für die Weiber und möchten sie gern so gut wie möglich behandeln. Kommt es nun zu Erörterungen, so gelingt es den Vertretern der „Frauenrechte", die gewöhnlich durch Literaturkenntnisse und Uebung im Vortheile sind, ja die manchmal ihr ganzes Denken dieser einen Sache gewidmet haben, ihre Declamationen einleuchtend zu machen. Das Rechtsgefühl treibt zum Schutze der Unterdrückten, die Gutmüthigkeit möchte gern gewähren, was dringend gewünscht wird. Ueberdem pflegt gerade uns Aerzten der Liberalismus im Blute zu sitzen. Kurz, Mangel an eingehender Beschäftigung mit dem Gegenstande und ritterliche Gesinnung erklären den Irrthum.

Die anderen Kritiker sind Literaten und weibliche Kämpfer. Die letzteren binden sich bekanntlich als Schriftsteller gern einen Bart vor, es mag daher manche anscheinend männliche Kritik weiblich sein. Hier geht es nun ungenirter her: Freiheit und Gleichheit! hört man schallen, das wilde Mädchen greift zur Wehr. An diesem Orte kann natürlich nur eine Auslese gegeben werden. Etwas weiteres will ich nicht sagen, die Kritiken mögen durch ihre eigene Kraft und Schönheit wirken.

Als höflicher Mann will ich den Brief einer Dame aufnehmen, den sie dem Herrn Verleger mit der Bitte um Veröffentlichung zugesandt hat. Sie hat mich nicht verstanden, aber sie schreibt aus gutem Herzen und ist vielleicht ein Bild Vieler.

Den Brief einer anderen Dame füge ich bei, weil er mir interessant zu sein scheint.

Die in der 3. Auflage mitgetheilte Kritik der „jungen Schweiz“, die ich dem Baccalaureus aus Goethes Faust zuschreiben zu sollen glaubte, habe ich auf den Wunsch eines Collegen, der schrieb, sie enthalte geradezu Strassenschmutz, weggelassen. Dafür sind einige neue Kritiken eingefügt.

Kritiken und Zuschriften.

1. **Allgemeine Zeitschrift für Psychiatrie**, vom Juni 1900.

„Eine zwar mit Geist geschriebene Schrift des bekannten Neurologen, welche aber die Subjektivität des Verfassers mit bedauerlicher Einseitigkeit hervortreten lässt. Schon der Titel fordert den Widerspruch heraus. Schwachsinn ist eine krankhafte Abweichung von der physiologischen Norm, es ist daher eine Contradictio in adjecto, einen solchen Zustand als physiologisch zu bezeichnen. Möbius kommt zu dieser widerspruchsvollen Bezeichnung, weil er die geistige Begabung der Frau mit derjenigen des Mannes vergleicht. Die Frau hat nach seiner Ansicht weniger Verstand als der Mann; da die Frauen aber als Gattung nicht unter ihrer eigenen Norm stehen können, so muss er den Ausdruck Schwachsinn durch den Zusatz „physiologisch“ corrigiren. M. hätte eben einen Titel ohne Beziehung auf den Mann wählen oder diese Bezugnahme im Titel wörtlich zum Ausdruck bringen müssen. Die ganze Abhandlung trägt den Character einer Streitschrift zur Frauenfrage. Die Wissenschaft hat sehr wenig mit ihr zu thun[1]). M. selbst hebt am Schluss hervor, dass uns eine exakte Methode zur Feststellung der geistigen Leistungsfähigkeit des Menschen noch ganz fehlt. Da wäre es schon besser, man verzichtete vorerst darauf, die Frauenfrage mit Hülfe der Gehirnphysiologie lösen zu wollen. Dass die Rüdinger'schen vergleichenden Befunde an weiblichen und männlichen Gehirnen schon den Beweis einer geringeren Organisation geistig wichtiger Gehirntheile beim weiblichen Geschlecht liefern, muss entschieden bestritten werden. Dazu wissen wir noch viel zu wenig von den geistigen Leistungen des Gehirns, und die Windungen sind viel zu variabel, als dass eine beschränkte Zahl von Vergleichen ohne Nachprüfung als beweiskräftig angesehen werden könnte.

1) Ich rechne Herrn Sch. nicht zu den auf Seite 44 erwähnten Grünschnäbeln.

M. giebt in der Hauptsache aber auch nur eine grössere Zahl von allgemeinen Eindrücken wieder, welche ein von Schopenhauerischer Misogynie angesteckter Beurtheiler vom Wesen der Frauen haben kann. Gewiss ist manches Richtige darunter, aber es fehlt fast ganz die Gegenrechnung der weiblichen Vorzüge und der weiblichen geistigen Leistungen, welche namentlich in den mittleren Bürgerständen oft sehr erheblich sind. Für die Form, in welche M. seine Urtheile kleidet, hier zwei Beispiele: „(S. 9) Der Instinkt nun macht das Weib thierähnlich, unselbständig, sicher und heiter." S. 14. „Zwischen uns sei Wahrheit, heisst es im Schauspiele, zwischen uns sei Unwahrheit, heisst es im Leben. Das muss so sein, und nichts ist thörichter, als dem Weibe das Lügen verbieten zu wollen." Was soll mit solchen Allgemeinheiten, den nur den Stachel der Rücksichtslosigkeit hinterlassen, erreicht werden? Mitleidig wie er als Arzt mit seinen Clienten ist, will M. den Frauen, welche mit dem Strafgesetz in Conflict gerathen, generell sogar ihr Geschlecht als mildernden Umstand anrechnen. Im zweiten Abschnitt entwickelt er die Ansicht, dass die Frauen durch Ehestand, Wochenbett und Climacterium noch in besonderem Masse geistig Einbusse erleiden und frühzeitig verknöchern. Darüber mag denn auch jeder seine eigene Ansicht haben. Ich finde es weder durch die Erfahrung bestätigt noch innerlich erklärlich. Eine vergleichende Psychophysiologie zwischen Mann und Frau ist eine noch ungelöste Aufgabe ferner Zukunft. Die Abhandlung von Moebius bringt dazu nicht nur nichts Positives bei, sondern wird eher abschreckend als fördernd wirken."

Schaefer-Lengerich.

---

2. Psychiatrische Wochenschrift. II. 13. 1900.

„Der Verfasser stellte sich die Frage, ob die Mädchen und Frauen auf bestimmten Gebieten geistiger Thätigkeit mehr, die Jünglinge und Männer wieder auf anderen Gebieten mehr leisten, oder ob die Ersteren auf allen Gebieten schwächer als die Männer, also physiologisch schwachsinnig sind. Er kommt auf dem Wege allgemeiner kritischer Erwägung zu folgendem Resultat: Die Handlungen des Mannes beruhen mehr auf Reflexion; beim weiblichen Geschlecht spielt der Instinkt eine grössere Rolle. Das Weib hat weniger eigenes Urtheil, ist in höherem Grade suggestibel, seine Moral ist mehr Gefühlsmoral, als Begriffsmoral. Sein Gesichtskreis ist enger, seine Affecte sind heftiger, seine Selbstbeherrschung geringer. Was das Aufnehmen und Bewahren der Vorstellungen anbetrifft, so sind Verständniss und Gedächtniss bei vielen weiblichen Wesen nicht schlecht; gar manche sind ausgezeichnete

Schülerinnen; nicht am Können sondern am Wollen liegt es, dass die grosse Masse des weiblichen Geschlechts sehr wenig lernt und das Gelernte rasch wieder vergisst. Das Erfinden, das Schaffen neuer Methoden ist dem Weib versagt; in der Musik selbst giebt es keine bedeutenden Componistinnen, der Mehrzahl der Malerinnen fehlt die schöpferische Phantasie, das Vermögen, zu combiniren; die Wissenschaften im engeren Sinne haben keine Bereicherung von ihren Vertreterinnen erfahren. Die Sachlichkeit der Damen ist mangelhaft, ihre Schlauheit ist dagegen oft gross und wird durch Verstellung unterstützt. — Dem Weib als Mutter versagt der Verfasser die gebührende Anerkennung und Ehre nicht.

Die Geistesgaben, mit denen das Weib von Haus aus schon schwach versehen ist, büsst es nach Möbius's Eindrücken rascher ein als der Mann. Manche werden schon nach einigen Ehejahren schwach, Andere unterliegen erst später, eine Hauptgefahr bringt das Klimakterium. „Vollständig" sei ein weibliches Wesen durchschnittlich etwa 30 Jahre. Dieser erworbene physiologische Schwachsinn zeige sich durch relativ frühzeitiges Aufhören der Lernfähigkeit, allmähliche Zunahme der geistigen Myopie, Abnahme der Urtheilskraft und der Suggestibilität, Zunahme des Eigensinns und der Sucht, inhaltslos und viel zu reden.

Eine Anzahl scharfer Bemerkungen des Verfassers darf nicht unwidersprochen bleiben, weil sie mit den Erwägungen anderer Beobachter durchaus im Widerspruch stehen: Möbius behauptet: Das Weib hemmt den Edeln, denn sie vermag das Gute vom Bösen nicht zu unterscheiden. — Die Weiber lachen innerlich über das Gesetz und verletzen es, sobald die Furcht und die Dressur es zulassen. — Eifersucht und verletzte oder unbefriedigte Eitelkeit erregen beim weiblichen Geschlecht Stürme, denen kein moralisches Bedenken Stand hält. Wäre das Weib nicht körperlich und geistig schwach, so wäre es höchst gefährlich. — Zanksucht und Schwatzhaftigkeit sind jederzeit mit Recht zu den weiblichen Charakterzügen gezählt worden. — Die Kochkunst und die Kleiderkunst sind nur von Männern gefördert worden. — Die Unfähigkeit des weiblichen Geistes zur Combination, das Fehlen selbständigen Denkens tritt täglich überraschend hervor. — Der dem Weibe eigne Realismus bedenkt nur Vortheil und Nachtheil, verfolgt rücksichtslos sein Ziel, wird durch sachliche Erwägungen nicht gehemmt. — Verstellung, d. h. Lügen ist die natürliche und unentbehrliche Waffe des Weibes, auf die sie gar nicht verzichten kann. — Abgesehen von der Fähigkeit, die Kinder zu vertheidigen, fehlt der Frau der Muth. — Das Weib könnte nach der Verheirathung beim besten Willen das nicht mehr leisten, was sie geleistet hat. — Auch bei denen, die sich in den ersten Jahren der Ehe gut gehalten haben, beginnt der Verfall oft nach wenigen Wochenbetten u. s. w.

Dass Mädchen und Frauen auch in geistiger Hinsicht viel anders geartet sind als Jünglinge und Männer, das wird Niemand leugnen; ist aber das sog. schwächere Geschlecht physiologisch schwachsinnig? Das Weib passt seiner Begabung nach nicht für den Kampf des öffentlichen Lebens, nicht für das Erringen neuen Wissens; aber ihre Fähigkeit zur Combination, zu selbständigem Denken zeigt die Mehrzahl täglich. Mancher geistvolle Mann vergleicht gerne sein Urtheil mit dem klugen Urtheil seines Weibes, ehe er handelt, vertraut ihr seine Pläne, legt hohen Werth auf ihren Rath und weiss, dass sie ihn nicht hemmt, sondern ihm hilft und nützt und zwar gerade durch ihr scharfes Gefühl für die Scheidung von Gut und Böse. — Massvoll und weise waltet die Frau im häuslichen Kreise. Aber nicht nur am eigenen Herd hütet sie Gesetz, Religion und gute Sitte, mitleidvoll pflegt sie wildfremde Kranke mit bewunderuswürdiger Selbstlosigkeit und grossem Geschick, mit unendlicher Geduld erzieht sie, lehrt sie, wehrt sie und fördert so in eminenter Weise alle Kultur. Sparsam und umsichtig erhält und mehrt sie, was der Mann erworben hat. Zuverlässig und stetig sorgt sie in ihrem Bannkreis nicht nur für leibliches Wohl, auch für die Bildung des Herzens, für die Verfeinerung des Gefühls; sie selbst empfindet schneller, tiefer, feiner, bei Andern regt sie edle und künstlerische Gefühle an und entwickelt sie weiter; himmlische Rosen flicht sie ins irdische Leben. Die Erfahrung lehrt, dass das Weib auch, abgesehen von der Fähigkeit, die Kinder zu vertheidigen, Muth hat. Wenn die Frau trotz Noth, Schande und Lästerung bei einem Manne verbleibt, der ein Trinker ist, wenn ein armes Mädchen ihre Ehre vertheidigt, wenn eine Pflegerin Pestkranke besorgt, wenn Frauen für ihre religiöse Ueberzeugung mit ihrem Leben eintraten, so ist das doch alles Muth; Geschichte und Tagesblätter bringen Beispiele für den Muth der Frau in hinreichender Zahl. Sie ist die ebenbürtige Gehilfin des Mannes, der deshalb sich zu ihr hingezogen fühlt und sie wahrhaftig doch auch in höherem Sinne begehrenswerth findet, weil sie ihn ergänzt, oft genug verbessert und veredelt: das ewig Weibliche zieht uns hinan! Wir können also einestheils viele Bemerkungen des Verfassers nicht bestätigen, und wir müssen andrerseits hervorheben, dass das männliche Geschlecht in einzelnen Gebieten des psychischen Lebens hinter dem weiblichen zurücksteht. Wenn nun die vom Verfasser aufgezählten Defecte zu schwarz gemalt sind und wenn andere geistige Eigenschaften beim weiblichen Geschlecht dafür zu höherer Entwicklung reifen, also andere Hirnprovinzen bei ihm besser funktioniren, so hat man kaum die Berechtigung, von Schwachsinn des

Weibes im allgemeinen zu reden, auch nicht, wenn man diesen als physiologisch vom pathologischen abgrenzt. — Was die nach des Verfassers Erfahrung häufigen „Versimpelungen" in der Pubertät, nach Wochenbetten und im Klimakterium anbetrifft, so sind diese wohl recht häufig durch krankhafte Processe bedingt. Ein grosses psychiatrisches und forensisches Interesse gebührt ihnen gewiss. Aber auch hier handelt es sich nicht um „physiologischen" Schwachsinn."

G. Ilberg (Sonnenstein).

---

3. Die gesunde Frau. IV. 17. 1900.

„Es giebt so viele ernst und tief denkende Aerzte, welche auf Grund ihrer Beobachtungen das Vorwärtsstreben der Frau billigen und unterstützen, dass wir uns nicht gar zu sehr darüber aufzuregen brauchen, wenn ein um männliche Vorrechte besorgter Doktor noch einmal vergebliche Anstrengungen macht, um den Frauen, oder, wie er sich ausdrückt, den Weibern ihre gänzliche Inferiorität, ihren ererbten und von der Natur gewollten „Schwachsinn" zu Gemüte zu führen. Das geschieht in der kleinen Schrift von P. J. Möbius „Ueber den physiologischen Schwachsinn des Weibes." (Halle a. S. Verlag von Carl Marhold. 1900.)

Dieser „Schwachsinn", durch welchen das Weib nach Möbius tief unter dem Manne steht und immer bleiben muss, zeigt sich seiner Ansicht nach in doppelter Weise; einmal in dem sehr geringen Masse geistiger Fähigkeiten, das wir mit auf die Welt bringen, dann in dem frühzeitigen Verschwinden auch dieses wenigen. Der weibliche Intellekt — so hat Möbius herausgefunden — bethätigt sich fast ausschliesslich in „Liebesangelegenheiten" und erreicht seinen Höhepunkt in dem Bestreben, „den rechten Mann zu erhalten".

Ist das erreicht, hat das Mädchen geheiratet, so „verliert sie Fähigkeiten, die sie vorher besass und könnte beim besten Willen das nicht mehr leisten, was sie vorher geleistet hat". Der „Verfall" beginnt spätestens nach einigen Wochenbetten. „Wie die Schönheit und die körperlichen Kräfte schwinden, so gehen auch die Geistesfähigkeiten zurück." Sollten aber „die Weiber den wiederholten Angriffen des Feindes, d. h. der Zeit" bis zum Klimakterium (den Wechseljahren) wirklich widerstanden haben, so sind sie nun unweigerlich als „hässliche alte Weiber" der Geistesschwäche und damit dem gerechten Spott, der Geringschätzung seitens der von der Natur so sehr bevorzugten Männerwelt preisgegeben. „Aberglauben, Engherzigkeit, Kleinlichkeit überhaupt, Zanksucht, Schwatzhaftigkeit, Klatschsucht" machen den „erworbenen Schwachsinn des Weibes" aus.

Wenn Dr. Möbius dem gegenüber zugiebt, dass „der einfache Schwachsinn der Jahre glücklicherweise die wahrhaft guten

Eigenschaften des Weibes unverändert“ lässt, dass „die mütterliche Gesinnung bleibt und trotz aller Einfältigkeit ein altes Weib einen Schatz von Zärtlichkeit in sich bergen kann“, so müssen diese „wahrhaft guten“ Eigenschaften bei derartig stupiden und minderwertigen Geschöpfen ziemlich wertlos erscheinen.

So sehr aber P. J. Möbius auch die „jungen Weiber“ den „alten“ vorzieht, — sehr viel mehr als den „Instinkt“, unterstützt von Jugend und eventueller Schönheit schätzt er auch bei jenen nicht. Dass der Instinkt seiner Meinung nach „das Weib tierähnlich macht“, (was er sogar gesperrt hat drucken lassen) thut seiner Bewunderung dafür keinen Abbruch. Denn die weiter darausfolgenden Eigenschaften sind „unselbständig sicher und heiter“. „Wie die Tiere seit undenklichen Zeiten immer dasselbe thun, so würde auch das menschliche Geschlecht, wenn es nur Weiber gäbe, in seinem Urzustande geblieben sein. Aller Fortschritt geht vom Manne aus, deshalb hängt das Weib vielfach wie ein Bleigewicht an ihm .“

Trotzdem bekennt der Verfasser anderer Stelle: „Wäre das Weib nicht körperlich und geistig schwach, wäre es nicht in der Regel durch die Umstände unschädlich gemacht, so wäre es höchst gefährlich.“

Und einer solchen „Gefahr“ zu begegnen, einen von Frauen dennoch begonnenen „Fortschritt“ durch wissenschaftliche Argumente zurückzuhalten, ist der Zweck der ganzen Broschüre. Der Zorn gegen die „Feministen“, gegen die „modernen Frauen, die sich als Individuum ausleben wollen“, hat jede Zeile diktiert. Er prophezeit unsern „widernatürlichen Bestrebungen“ ziemlich Böses. Wenn das Weib sich unterfängt, irgend etwas anderes sein zu wollen als Mutter, so wird es „mit Siechtum geschlagen“ werden. Da aber hiermit zugleich „der Mann und die Nachkommenschaft gestraft und die Gesundheit des Volkes gefährdet“ wird, so ist es „der Aerzte Pflicht, hier zu raten und zu warnen“. Denn die Zukunft wird von ihnen Rechenschaft fordern.

Und emphatisch ruft Dr. Möbius aus: „Sollen wir uns über die Misshandlung der weiblichen Leber durch übertriebenes Schnüren aufregen, die Misshandlung des weiblichen Gehirns aber ruhig mit ansehen?“

Damit spricht er auch unsern Bestrebungen das Urteil. Denn alle unsere Bemühungen sind ja darauf gerichtet, durch Befreiung des weiblichen Körpers von der Misshandlung verkehrter Kleidung auch den Geist zu befreien, das Gehirn zu stärken. Wir trachten darnach, die Frau für ihre grossen Aufgaben fähiger zu machen, unser Ziel ist, die gesunde Frau als ebenbürtige Gefährtin des gesunden Mannes zu sehen.

„Dreister, als es die Feministen thun, kann man der Wahrheit gar nicht ins Gesicht schlagen“, sagt Möbius.

Er schlägt mit seiner ganzen Schrift der Wahrheit auf das Allerdreisteste ins Gesicht.

Denn er leugnet Thatsachen, die ihn auf Schritt und Tritt umgeben, die ihm das Frauengeschlecht in einer kräftigen, durchaus in der Natur begründeten Entwicklung zeigen. Mag er auch das alte Lied von dem Unterschied der Gehirne mit einigen Varianten anstimmen und dafür nahmhafte Gewährsmänner zu Hilfe rufen, was bedeutet das angesichts der stetig wachsenden, zum Teil schon hervorragenden Leistungen jüngerer und älterer Frauen auf Gebieten, die uns früher verschlossen waren! Was bedeutet das gegenüber der immer mehr zunehmenden Denkkraft unseres ganzen Geschlechts! Einen schwächlichen Sophismus — weiter nichts.“

Margarete Pochhammer.

---

4. **Das Magazin für Litteratur.** Berlin, 5. I. 1901.

„Ueber dieses Thema verbreitet sich in der von Dr. Konrad Alt herausgegebenen Sammlung zwangloser Abhandlungen aus dem Gebiet der Nerven- und Geisteskrankheiten im III. Band, Heft 3 ein Dr. P. J. Möbius, wenn ich nicht irre, ein Neurologe aus Leipzig. Die Broschüre, welche bereits in zweiter Auflage vorliegt, ist mit aufrichtiger Genugthuung zu begrüssen. Denn sie predigt offen die Brutalität und reisst denjenigen Gegnern der Frauenbewegung, die sich bisher noch mit allerlei bunten Lappen, wie mit der Phrase von der „idealen Weiblichkeit“ zu drapieren beliebten, den Theaterplunder rücksichtslos vom Leibe. Auf diese Schrift hin muss auch der Blinde sehend werden, und die Welt hat also alle Veranlassung, dem Herrn Dr. Möbius für seine heroische That dankbar zu sein. Sie hat im übrigen ihre Dankbarkeit auch bereits gezeigt; das beweist das baldige Vergriffensein der ersten Auflage.

Der Verfasser steht auf dem Standpunkte, dass das Weib, im Verhältnis zu der geistigen Begabung des Mannes, nicht nur schwachsinnig sei, sondern dass es auch im Interesse der Arterhaltung und zur Erzielung eines gesunden Geschlechts durchaus geboten sei, das Weib in diesem Schwachsinn zu erhalten. Die Inferiorität des weiblichen Geschlechts sei von der Natur gewollt, sei nützlich und notwendig, da bei gebildeten Frauen (Gehirndamen, wie der Verfasser sich ausdrückt) die Qualität der Kinder zu wünschen übrig lasse und auch nicht genügend Muttermilch vorhanden sei. Man könnte hier leicht in die Versuchung geraten, einen bitterbösen Witz zu machen; ich unterdrücke aber die Lust hierzu, weil ich der Mutter des Leipziger Gelehrten nicht alles Verdienst an der tiefgründigen Weisheit ihres Sohnes zuschreiben möchte. Aber nicht nur an Kraft und Verstand, sondern auch an Geschicklichkeit und Ausdauer steht, nach Herrn Möbius, das Weib tief unter dem Manne; Zanksucht, Schwatzhaftigkeit, Verleumdung, Ungerechtigkeit und Lügenhaftigkeit sind für ihn angeborene weibliche Charaktereigenthümlichkeiten. Zur Verstellung werde das Weib schon durch seine geschlechtliche Rolle gezwungen, und ihre Vervollkommnung mache einen wesentlichen Teil der weiblichen „Bildung" aus. Herr Möbius scheint hier die durch verkehrte Moralbegriffe künstlich geschaffene Stellung der Frau, die ihre aufgedrängte Rolle innerhalb einer heuchlerischen Gesellschaft mit ihrer natürlichen Stellung dem Manne gegenüber zu verwechseln. Abgesehen von diesem Irrtum geht der Herr aber logisch vor und beweist überdem das Vorhandensein einer gewissen Gutmütigkeit: er erklärt nicht nur die Klatschsucht und Lügenhaftigkeit des Weibes für etwas ganz Natürliches, er möchte sogar dem Weibe (Herr Möbius accomodiert sich mit ganz besonderem Nachdruck dem brutalen, specifisch deutschen Sprachgebrauch, der das Weib einfach als Sache bewertet) die Verantwortlichkeit für seine Thaten und Aussagen, namentlich vor Gericht, abgenommen wissen. Ich wiederhole es: die Welt hat alle Veranlassung zur Dankbarkeit gegen den schneidigen Herrn, der sogar Lombroso den Krieg erklärt, weil dieser gesagt hat: „Sicherlich wird eine ausgedehntere Anteilnahme am sozialen Leben die Intelligenz des Weibes allmählich heben, und in der That zeigen sich bei manchen höher entwickelten Rassen schon die erfreulichen Folgen hiervon". Dies „erfreulich" erscheint Herrn Möbius als eine „bittere Ironie" oder als eine „greuliche Inkonsequenz"; ich glaube sogar, er befürchtet stark das letztere. Und wahrlich: dies Wort Lombrosos kann einem Manne, der dem „naturentfremdeten Kulturmenschen" — wohlgemerkt: Mensch bedeutet dem Herrn immer nur: Mann — „das natürliche, also schwachsinnige, schwatzhafte, verlogene Weib als Gegenpart empfiehlt, um das Geschlecht nicht degenerieren und die Familie nicht auf den Aussterbeetat kommen zu lassen", sehr wenig in den Kram passen. Eines wenigstens gesteht Herr Möbius dem weiblichen „Schwachsinn", wenn auch anklagend zu: „Die Klügsten (nämlich Weiber) werden ehescheu". Bei einer derartigen Bewertung seitens der Männer gehört thatsächlich eine noch grössere Portion Dummheit, als sie selbst Herr Möbius für nützlich und notwendig hält, dazu, um nicht ehescheu zu werden. — Ich empfehle die kleine Schrift als amüsante Lektüre in Mussestunden und mache gleichzeitig, in konsequenter Verfolgung der darin verfochtenen Theorien, den Vorschlag, zur Auffrischung des Blutes und zur Veredlung der Art einige Tausend Affenweibchen importieren zu lassen.

Dann könnten Herr Möbius und seine Gesinnungsgenossen über die Zukunft unseres Vaterlandes vollständig beruhigt sein".

Clara Müller.

---

5. Die Frauenbewegung. II. 3. 4. 5. 1901.

„Die Schrift des Herrn P. J. Möbius „Ueber den physiologischen Schwachsinn des Weibes" erhielt ich zugeschickt mit dem Ersuchen, sie zu widerlegen. In dem Begleitschreiben stand unter anderm: „Denken Sie, die dritte Auflage!"

Nachdem ich die Schrift gelesen, wunderte ich mich, dass sie nicht schon die zehnte Auflage erlebt hat, amüsant wie sie ist. Die Gesinnungsgenossen des Verfassers mag sie weniger amüsiert haben. Man hat wiederholentlich im Reichstag von dem — die Parlamentarier gebrauchten den Ausdruck — Schweineglück gesprochen, das die Sozialdemokraten den lächerlichen Missgriffen ihrer Feinde verdanken. Mehr solche Gegner wie Möbius, und mehr solche Pamphlete, und wir können es mit den Sozialdemokraten aufnehmen.

Voll anzuerkennen in der Broschüre ist die Offenheit, die Ganzheit, mit der der Verfasser seine tapfere Lanze für den Schwachsinn des Weibes einlegt, der nötig und nützlich für das Geschöpf sei, das nur zur Gebärerin und Brutpflegerin taugt.

— —

Der Herr Möbius teilt in der Vorrede mit, dass er auf seine Broschüre hin viele zustimmende Briefe erhalten habe. Eine Veröffentlichung dieser Briefe (Namensnennung unnötig) wäre ungemein interessant. Es läge dabei keine Indiskretion vor, da die Zuschriften sich ja nicht an den Privatmann, sondern an den Verfasser der Schrift richten. Bei einer solchen Veröffentlichung würde sich die Geistesart der Briefsteller herausstellen und ob, gerade diese Leute so sehr berechtigt waren, sich für den Schwachsinn des Weibes zu begeistern.

— —

Seine Beweise für diesen Schwachsinn. Erstens: Des Weibes geistige und moralische Beschaffenheit. Zweitens: Ihre Leistungen. Drittens: Die Notwendigkeit ihres Schwachsinnes um der Mütterlichkeit willen.

Nur einen einzigen wissenschaftlichen Beweis bringt er bei, und zwar einen anatomisch-wissenschaftlichen. Er verdankt ihn einem Kollegen. Der heisst Rüdiger und ist hinter eine ganz mangelhafte Gehirnrinde des Weibes gekommen. Ob andere mehr oder minder berühmte Physiologen auch dahinter gekommen sind, weiss ich nicht, dass sie dieselben Schlüsse, wie Möbius daraus ziehen, bezweifle ich.

Früher legte man zur Begründung der weiblichen Inferiorität den Nachdruck auf die Kleinheit des Frauengehirns. Seitdem sich aber herausstellte, dass das Gehirngewicht des Hauptvertreters dieser Ansicht (erst nach seinem Tode, bemerke ich, um Missverständnissen vorzubeugen) hinter dem Durchschnittsgewicht weiblicher Gehirne zurückblieb, hat man diesen Beweis fallen lassen. Gott sei Dank, hat sich ja nun als Ersatz die mangelhafte Konstruktion des weiblichen Denkorganes eingestellt.

Nun, ich denke, wenn die dummsten, männlichen Europäer über eine schöne Gehirnrinde, und die klügsten Frauen über eine verkümmerte verfügen, so können wir die Rüdiger und die Möbiusse auf den Lorbeeren ihrer fulminanten Entdeckung ohne Aufregung ruhen lassen.

Die Beschaffenheit des Weibes. S. 4, heisst es in der Schrift: „Es ist geradezu kindisch, die Beschaffenheit des Weibes wie sie zu allen Zeiten und in allen Völkern vorhanden ist, für ein Ergebniss der Willkür (der Willkür?) zu halten. Die Sitte ist das Sekundäre, nicht sie hat das Weib an seinen Platz gestellt, sondern die Natur hat dieses dem Manne untergeordnet und deshalb wurde die Sitte“.

Zu allen Zeiten? Die unserm Wissen erschlossenen Zeiträume umfassen ein paar Jahrtausende, ein verschwindender Zeitpunkt im Vergleich zu den Milliarden von Jahren, die noch im Schoss der Ewigkeit ruhen. Aber selbst in diesem kurzen Zeitraum war der Frauen Stellung bedeutenden Schwankungen unterworfen, von den mythischen Amazonen bis zu den Frauen barbarischer Stämme, die als unreine Geschöpfe nicht mit dem Manne an einem Tische essen durften.

Der Herr Möbius proklamiert die Stabilität der Sitte. Wie? Die Sitte wäre immer der Ausdruck des von der Natur Gewollten gewesen? Sind Sitten nicht ein Spiegel des Kulturzustandes der Zeit? und nicht einmal das, oft sind sie nur ein Spiegel vergangener Kulturzustände.

Weiss denn der Herr nicht, dass die Philosophen den Ursprung der Sitte auf den Nutzen zurückführen, den einmal ein Gemeinwesen, oder eine herrschende Partei von ihrer Einführung sich versprach? Allmählich bürgerte sich die Sitte ein. Man vergisst ihren Ursprung, und im Laufe langer Zeiträume wird sie der Gesinnung einverleibt, und je länger ihr Ursprung in der Vergangenheit zurückliegt, mit um so grösserer Autorität tritt sie auf, und schliesslich sprechen die Gläubigen der Sitte à la Möbius sie heilig. Weil es bisher immer so gewesen, muss es auch in aller Zukunft so bleiben? Fast scheint das Umgekehrte wahr. Müsste man nicht, sich des Ursprunges der Sitte erinnernd, sie um so gründlicher auf ihre Daseinsberechtigung hin prüfen, je länger sie Bestand hat? Vorstellungen, Denkprozesse durchlaufen am liebsten die gewohnten Nervenbahnen, bis irgend ein grosser Gewohnheitsbrecher erscheint, die alten Gesetzestafeln zerschmettert, und neue, oft mit Blut zusammengeschweisste, aufhängt.

Die Stabilität der Sitte erklären heisst: Die indischen Witwen müssen ewig verbrannt werden, und die Ketzer und die Hexen auch. Aber diese Institutionen haben nur Jahrhunderte angedauert. Vergewaltigungen, die Jahrtausende dauern, thun um so weher. Die Tschandalas, die Parias, wurden durch Jahrtausende als tierische Geschöpfe von jedem Menschenrecht ausgeschlossen. Und die Sklaverei, die selbst dem edelsten Volke des Altertums als eine Naturnotwendigkeit galt, und deren beaux restes sich heute noch in Afrika erhalten haben? Und der Krieg? ewig, weil er an allen Orten und zu allen Zeiten die Menschheit grausam dezimierte.

Ja, seit wie lange gilt denn nach Sitte und Herkommen der Bürgerliche als ein dem Adel gleichberechtigter Staatsangehöriger? Sprach nicht noch Metternich das freche Wort: „Der Mensch fängt erst mit dem Baron an." Und neulich hörte ich sogar von einem lieben, ehrwürdigen Professor der Mathematik, dass der zivilisierte Mensch erst mit dem Mathematiker anfinge. Der Herr Möbius — er sitzt, wie es scheint im Aufsichtsrat der Schöpfung — übertrumpft sie: Der Mensch fängt erst mit dem Manne an, und bei der Frau hört er auf.

In unserm Hause war ein Portier, der ab und zu seine Frau und seine erwachsene Tochter jämmerlich zerbläute. Von einem Hausbewohner energisch zur Rede gestellt, antwortete er: „Sie estimieren mir nich als Mann."

Nicht ein Symbolikum dieser Portier? Einbläuen — ja — physisch oder seelisch.

— — — — — — — — — — — — — — — — — — —

S. 17: „Ihr Instinkt macht das Weib tierähnlich, unselbständig, sicher, heiter. Es macht sie bewundernswert und anziehend." Ja? Die Tierähnlichkeit macht sie bewundernswert? Wir nehmen Akt von diesem Bekenntnis.

Dafür kann man aber doch das Weib nicht strafen (durch Entziehung der Geistesnahrung), dass der Mann in ihr das Tier so liebt. Wie recht hatte Helene Böhlau, ihren letzten Roman „Halbtier" zu nennen, oder wäre „Ganztier" noch passender gewesen?

„Mit des Weibes Tierähnlichkeit hängen zusammen: Der Mangel eigener Urteilskraft, sie hasst das Neue, (da lässt er sich die schöne

Gelegenheit entgehen, sie als Modenärrin zu brandmarken ausgenommen, wenn es ihr persönlichen Vorteil bringt."[1]) (Pfui, diese ordinären Geschöpfe!) „Das Weib hängt wie ein Bleigewicht an dem Manne hemmt den Edlen, denn sie vermag das Gute vom Bösen nicht zu unterscheiden was jenseits der Familie ist, interessiert sie nicht" .

Was? Das steht in ihrem Sündenregister? Komisch. Die Möbiusse setzen Himmel und Hölle in Bewegung, damit sie sich für anderes nicht interessieren soll, und haben sie es erreicht, dann rufen sie: Sehet da, ihre Natur!

Wenn heute noch ein deutscher Wissenschaftler mit aller Energie durch die zivilisierte Welt gellt: „Schützt das Weib vor Intellektualismus!" mit wie unerschöpflicher Grossmut wird man ihr in zurückliegenden Zeitaltern diesen Schutz gewährt haben.

Der Herr Möbius fährt fort: „Gerechtigkeit ist ein leerer Begriff für sie, sie ist unfähig die Heftigkeit ihrer Affekte zu beherrschen (Wer kennt mehr jähzornige Männer als jähzornige Frauen? — Ich). „Sie ist moralisch einseitig oder defekt, zanksüchtig, boshaft, schwatzhaft". (Bedauernswerter Herr Möbius in welchem Frauen-Milieu hast du dich bewegt!)

Er korrigiert einen Schriftsteller, der sich über die Unwissenheit der eben schulentlassenen Mädchen wundert und die Unwissenheit auf die Mangelhaftigkeit der Schulen zurückführt.

O, nein! Die Schule ist unschuldig. „Das rasche Verlernen ist bei den Mädchen eine Hülfe der Natur gegen die Schultyrannei. Das weibliche Gehirn stösst das aufgezwungene rasch wieder ab." Eine Meinung, die ihn nicht hindert (S. 19) zuzugeben, dass sie, die Mädchen, das Gelernte ebenso gut wie die Männer merken, — und einige Sätze später seine Ansicht wieder dahin zu modifizieren, dass sie zwar sehr gut lernen, es wäre aber nur ein Auswendiglernen, und sie vergässen das Gelernte so schnell, nicht weil sie es nicht behalten könnten, sondern weil sie es nicht behalten wollten. — Aber vorher vergassen sie es doch, weil sie nicht anders konnten?

Die schreienden Widersprüche, die ausnahmslos unseren Gegnern eigen, scheinen nicht nur unvermeidlich, sie sind es. Sie entstehen dadurch, dass die Thatsachen ihren Behauptungen ins Gesicht schlagen, und sie sich nun das Gehirn verrenken, um beide in Einklang zu bringen.

Sie sind ausgezeichnete Schülerinnen, sagte er, aber „das Lernen ist ihnen widerwärtig, wenn es ihnen nicht in der nächsten

---

1) Dieses und die folgenden Citate sind nicht richtig, denn so wie die Worte hier in „ " angeführt werden, stehen sie nicht bei mir. Bei einem Manne würde man das unehrlich nennen. Man denke an die Aeusserungen Schopenhauers über gefälschte Citate.

Nähe einen persönlichen Vorteil bietet.“ Ja, um Gottes Willen, warum drängen sie sich denn zum Lernen? der Knabe, der Jüngling wird dazu gezwungen, das Mädchen mit nichten. Und welche Vorteile in nächster Nähe bietet es ihnen denn? wenn wir vom ärztlichen Beruf absehen, nicht einmal Vorteil in der Ferne, da sie das Erlernte — vorläufig — für ihre Existenz nicht verwerten können. Aus Eitelkeit? Aber die studierten Frauenzimmer sollen doch den Männern ein Greuel sein. Uebrigens, ich nehme die „Frauenzimmer“ zurück, die Möbiusse pflegen neuerdings, wenn sie das Emanzipationsweib abthun wollen „Damen“ zu sagen.

— — — — — — — — — — — — — — — — —

Zu den Beweisen des physiologischen Schwachsinns zählt der Herr Möbius auch den frühen Verfall des Weibes.

Als Mädchen zeigt sie oft einen glänzenden, feurigen Geist. Nach der Heirat „verliert sie thatsächlich Fähigkeiten, die sie vorher besass. . Der Verfall beginnt oft nach einigen Wochenbetten, die Geistesfähigkeiten gehen zurück, die Frauen versimpeln.“

In diesen Sätzen ist ein Kern von Wahrheit. Gewiss, manches muntere, kecke Mädchen verliert in der Ehe nach einigen Wochenbetten (die Wochenbetten haben nichts damit zu thun, insoweit sie nicht Siechtum nach sich ziehen) ihre Frische und Munterkeit. Dass diese jungen Frauen vor der Versimplung besonders glänzenden Geistes gewesen sind, bezweifle ich. Die so schnell des Gehirnschwundes Bezichtigten werden in der Regel die Unbegabteren und Temperamentloseren gewesen sein, solche, die kaum je geistige Bedürfnisse hatten. Und der weltunkundige, gelehrte Herr Möbius verwechselt wohl hier Munterkeit und kokette Allüren mit glänzendem Geist; oder hat er von einem glänzenden Geist eine andere Vorstellung als andere Leute?

Zuzugeben ist, dass in dem heissen, drängenden Werben um den Mann sich die Kräfte des Mädchens steigern, weil sie sich auf einen Punkt konzentrieren. Nur teilweis entspringt dieses Werben einem erotischen Naturdrang, häufiger noch ist's ein Kampf um die Existenz. Die mittellose, berufslose, unverheiratete Frau ist leiblicher und geistiger Verkümmerung ausgesetzt. Und nichts ist natürlicher und erklärlicher, als dass sie sich aus Leibeskräften gegen das graue Elend zur Wehr setzt. Das Weib von diesem entehrenden Kampfe zu befreien ist eines der Ziele der Emanzipation.

Dass die „Damen“ der Emanzipation diese Thatsache (der Versimpelung) auf unwürdige Beschränkung zurückführen, erklärt er für Oberflächlichkeit. Diese Beschränkungen wahrzunehmen bedarf es keiner Tiefe; sie liegen auf der Oberfläche.

Die Belastung, oft Ueberlastung mit unaufhörlichen, kleinlichen und zersplitternden häuslichen Verrichtungen, Sorgen und Mühen, in der Regel bei kargen Mitteln, oft in einer für Geist und Gemüt unfruchtbaren Ehe, sind wohl angethan, geistig Aufblühendes zu überwuchern oder zu ersticken.

Uebrigens mit demselben Recht, wie Möbius von der Versimpelung der Frau nach einigen Wochenbetten spricht, könnte ein Anderer von der geistigen Erweckung der Frau durch die Ehe sprechen. Es steht sehr dahin, ob in der Ehe die Zahl der Versimpelten oder die der Erweckten, Aufwärtskommenden grösser ist, wobei ich freilich die Ehe (wenn es nicht eine im Himmel geschlossene ist) nicht für massgebend halte, sondern einfach den Umstand, dass der normale Mensch — falls ungünstige Verhältnisse ihn nicht hindern, — mit den Jahren im geistigen Wachstum fortschreitet.

Welche Frauen versimpeln nicht? Der gelehrte Herr halte Umschau. Es sind die Frauen der grossen Welt, es sind die Künstlerinnen, überhaupt alle diejenigen, die auf irgend einem Gebiet in voller Aktivität bleiben.

Worauf der frühe Verfall der Frauen basiert, müsste er als Physiologe besser wissen als ich. Es gehört doch zum Abc seiner Wissenschaft, dass Organe, Kräfte, die ausser Uebung gesetzt werden, einrosten. Eine Schauspielerin bleibt oft bis in das 70. Jahr leistungsfähig. Ich erinnere mich, die fünfundsechzigjährige französische Schauspielerin Dejazet in der Hosenrolle des jungen Richelieu gesehen zu haben. Jeder kennt die Thatsache, dass alte Männer häufig zusammenbrechen, wenn man ihnen ihr Amt nimmt. Man gebe einer alten Frau, die anfängt in Marasmus zu versinken eine Aufgabe, etwa ein verwaistes Enkelchen zu erziehen oder eine erkrankte geliebte Person zu pflegen, und sie wird wieder aufleben. Ich kenne eine mit allen möglichen Gebresten belastete 80jährige Greisin. Sie hat einen todkranken Sohn zu pflegen, sie pflegt ihn unausgesetzt Tag und Nacht seit länger als einem Jahr. An dem Tage, an dem ihr Sohn stirbt, wird auch sie sterben, nicht eher.

Vom Aufhören der Menstruen (das um das 50. Lebens-Jahr herum, oft früher eintritt) datiert der Herr Möbius nach altem Brauch „Das alte Weib“. Und von diesem Zeitpunkt an geht dieses misslungene Werk der Schöpfung absoluter Ekelhaftigkeit entgegen. „Man kann sich — sagt er — auf das verlassen, was das Gesicht sagt.“ Hässlichkeit ist hassenswert und die alten Weiber sind hässlich. (Aha, ich merke, der Herr Möbius, ist ein schöner alter Herr.) „Der Spott über die alten Weiber kann nicht grundlos sein. Woher sollte dieser Spott kommen, wenn er nicht berechtigt wäre; ihre eigenen Eigenschaften müssen schuld daran sein, denn der Mann hasst das Weib nicht, es sei denn, dass er gezwungen ist mit ihm zu kämpfen.“ Wir nehmen Akt von diesem offenen Bekenntnis, dass der Mann das Weib als Konkurrentin hasst, obwohl auch das nicht recht verständlich ist, da der Mann mit der prachtvollen Gehirnrinde ja doch immer das triste Geschöpf, dem Gott sein Oberstübchen so armselig möbliert hat, schlagen würde.

„Ihre Boshaftigkeit hat man ihr nicht angekreidet, so lange sie körperliche Reize hatte. Durch den Schwachsinn des alten Weibes tritt diese Bosheit unverhüllt zutage und nimmt lächerliche Formen an" u. s. w.

Als ich diese Stellen las, dachte ich bei mir: Na, wo bleibt dabei die Ehrerbietung vor der alten Mutter? Noch aber hatte ich es nicht zu Ende gedacht, da stand es schon: „Aber ihre mütterliche Gesinnung bleibt mitsamt ihrem Schatz von Zärtlichkeit."

Ich muss sagen, wenn ich der Sohn einer so grässlichen alten Hexe wäre, ihre Zärtlichkeit würde mich anwidern.

— —

Seine Merkmale des weiblichen Alterschwachsinns sind von mitleiderweckender Kleinlichkeit, so führt er z. B. ihre Sparsamkeit am unrechten Ort an. Der sprichwörtliche Geizkragen, der Harpagus, ist ein Mann. Vielleicht spart der aber am rechten Ort?

Nachdem der schöne alte Herr Möbius dem Weibe die lange Liste ihrer tierähnlichen Qualitäten entrollt hat, setzt er mit goldiger Naivität hinzu: „Sehen wir uns auch genötigt, das normale Weib für schwachsinnig zu erklären, so ist damit doch nichts zum Nachteil des Weibes gesagt." Kleiner Schäker!

Seine Vererbungstheorien sind mir ganz unklar geblieben. Ich habe nur soviel verstanden, dass das Weib von den Talenten des Mannes nichts erbt, er aber von dem künftigen Gehirnweib die Weibischkeit erben wird. — Aber die hat sie doch schon abgelegt.

— —

Grundbeweis ihrer geistigen Sterilität sind die Leistungen des Weibes auf allen Gebieten, die Möbius für völlig wertlos, gleich Null erachtet. Es sei ein Kniff, dass es ihnen an Uebung und Bildungsmöglichkeit gefehlt habe. Zu keiner Zeit z. B. seien sie gehindert worden, sich auf dem Gebiet der Kunst frei zu bewegen.

Nun, wenn der sicher ebenso berühmte wie gelehrte Herr Möbius im Anfang des 20. Jahrhunderts den Ausspruch thut: ein wirkliches weibliches Talent ist ein Hermaphroditismus (S. 21), so ist anzunehmen, dass in früheren Zeitaltern die Möbiusse, die heut in der Minorität sind, eine kompakte Majorität bildeten. Stärkere Schranken als allgemein gültige Zeitanschauungen — die immer nur einzelne kühne Geister zu durchbrechen wagen — sind kaum denkbar. Sitte und Herkommen haben sich stets mächtiger erwiesen, als Gesetze und Verbote. Ein Beweis ist Italien. Dort stehen seit einer Reihe von Jahren die Universitäten bedingungslos den Frauen offen. Sie gehen an den offenen Thüren vorüber, einzutreten ist gegen die Sitte. Dazu kommt freilich, dass die Mangelhaftigkeit der italienischen Mädchenschulen kaum angethan ist, die geistigen Bedürfnisse zu wecken.

Schon die Vorbedingung für künstlerische Bethätigung, dass man überhaupt auf weibliche Talente achtete, fehlte. Man nahm an, und die Majorität nimmt es heut noch an, dass die Entwickelung und Ausübung eines Talents den Mutter- und Hausfrauenberuf des Weibes schädigen müsse. Wie ja auch in Königshäusern etwaige künstlerische Talente in den seltensten Fällen zur Ausbildung gelangen, in der Annahme, dass z. B. Malen und Regieren nicht vereinbar sind.

Beschmierte ein Knabe mit ausgesprochenem Talent Wände und Thüren, so fand er wohl — und wenn es ein Proletarierkind war — einen Mäcen, der für seine Ausbildung sorgte. Das kleine Mädchen das dergleichen Klecksereien trieb, klopfte man wahrscheinlich auf die Finger.

Der Herr Möbius lese die Memoiren der in ihrer Zeit (der Goethezeit) berühmten Malerin Luise Seidler, er lese, welche unsagbare Mühe sie hatte, überhaupt nur einen Lehrer zu finden, und als es ihr endlich gelang, hatte sie es nur dem Mitleid zu danken — mit ihrer Taubheit.

Er lese in den Mendelsohn'schen Briefen, wie Abraham Mendelsohn, ein für seine Zeit ungemein intelligenter und vorurteilsloser Mann, sich energisch gegen den Musikberuf seiner Tochter, als durchaus unweiblich, wehrte. Ihre Lieder von denen Felix Mendelsohn sagte: „dass sie schöner sind, als gesagt werden kann, sie seien, als ob es die Seele von der Musik wäre," musste sie unter dem Namen ihres Bruders drucken lassen.

Auf dem Berliner Frauenkongress vor fünf Jahren berichtete die Bildhauerin Elisabeth Ney von den unendlichen Schwierigkeiten, die ihrer Ausbildung entgegenstanden, was umsomehr ins Gewicht fällt, da sie sehr schön war, und Schönheit — wo es gilt, Männer zu rühren und Sitten zu beugen — der Taubheit die Palme streitig machen dürfte.

In neuester Zeit fallen die Schranken allmählich. Aber immer noch ist der Frau die Akademie verschlossen. Nur in Privat-Ateliers, die für Unbemittelte zu teuer sind, kann sie ihre Ausbildung gewinnen. Trotzdem giebt es heut schon einige Malerinnen, die es zur Meisterschaft gebracht haben.

Seite 15 heisst es: „Ja selbst als Schneider, Köche etc. leisten die Männer mehr als ihre weiblichen Konkurrenten." Gewiss, in vielen Fällen. Der Herr Möbius weiss, woran es liegt: „an der grösseren Intelligenz der Männer, da ja die Geschicklichkeit eine Leistung der Gehirnrinde ist." Auf ihre defekte Gehirnrinde führt er ihre schwachen Nadel- und Kochleistungen zurück, beileibe nicht auf den Umstand, dass den Söhnen einer Familie eine gründliche und jahrelange Lehrzeit zu teil wird, die den Mädchen in der Regel versagt bleibt. Unter Opfern bringen mehr oder weniger arme Eltern die Kosten für die lange Lehrzeit ihrer Söhne auf. Dasselbe für die Mädchen zu thun, übersteigt meistens ihre Kraft. Und nichts ist selbstverständlicher, als dass sie, wenn sie die Wahl zwischen Sohn und Tochter haben, den Sohn bevorzugen, da sie für die Tochter auf den ehelichen Versorger rechnen.

Ausserdem ist nicht einmal wahr, was der Herr Möbius sagt. In Berlin wenigstens bedienen sich die vornehmen und eleganten Damen meist der Schneiderinnen. Wie es in Wien ist, weiss ich nicht.

Eine Frage: Gehört zur Führung eines grösseren Haushalts, zur Herrschaft und Disziplinierung der Dienstboten, der Aufziehung der Kinder nicht diejenige Geschicklichkeit, die eine Leistung der Gehirnrinde ist? Der Erfinder des weiblichen Schwachsinns kann kaum mit Nein antworten. Ob er die praktische Folgerung daraus ziehen wird, dass der Mann den Haushalt zu leiten, die Kinder aufzuziehen hat?

Wird die Frau mit der Zeit in Kunst und Wissenschaft die Höhe des Mannes erreichen? Ich weiss es nicht. Niemand weiss es.

— — — — — — — — — — — — — — — — —

Die M u t t e r s c h a f t. Bei einigen asiatischen Volksstämmen war es Sitte, bei Kriegszügen die Mütter und Grossmütter (wahrscheinlich auch die Väter und Grossväter) an die Spitze des Heeres zu stellen, um den Feind zu lähmen. Die Ahnen galten für heilig. Dieselbe Taktik wird von den Gegnern der Frauenbewegung geübt, indem sie einmütig „die Mutter" an die Spitze ihrer Argumente stellen. Um der Mütterlichkeit willen ist die Frauenemanzipation hirnverbrannt. Nur über die Leiche der Mutter sollen ihre Ideen zu traurigen Siegen führen. Seite 23 sagt der Herr Möbius ausdrücklich, dass „der weibliche Schwachsinn nicht nur vorhanden sondern auch dem Weibe um des Mutterberufes willen notwendig sei." Wahrscheinlich müsste man ihn ihr anzüchten, wenn der liebe Gott damit hinter dem Berge gehalten hätte.

„Die Natur gab ihr alles zu ihrem e d l e n Beruf Nötige."

Es mutet etwas sonderbar an, sogar sehr sonderbar, dass Schwachsinn, Bosheit, Zanksucht, Lügenhaftigkeit, (mit denselben Worten wie Nietzsche sagt er: „Nichts wäre thörichter, als den Frauen das Lügen verbieten zu wollen") das Unvermögen, ihre heftigen Affekte zu beherrschen etc. das Weib zu dem edlen Beruf besonders befähigen sollen. Einen Augenblick scheint er das selbst gefühlt zu haben, denn unverhofft wird sie daneben auch kindähnlich, heiter, geduldig und schlichten Geistes, weil sie nämlich nicht blos da ist, um Kinder zu gebären, sondern auch um sie zu pflegen.

Hier passiert dem Herrn eine Schlauheit, (die einzige wohl in der Schrift) er unterschlägt ihre Erziehungsthätigkeit, auf die seine Gesinnungsgenossen den grössten Wert zu legen pflegen. Das geht denn doch selbst bei dem „schönen alten Herrn" nicht an, das schwachsinnige Geschlecht mit der Erziehung der Kinder zu betrauen.

„Das Weib ist berufen Mutter zu werden. Alles, was sie daran hindert, ist verkehrt und schlecht."

Ausser der von der Emanzipation heraufbeschworenen Gehirnthätigkeit des Weibes macht er kein weiteres Hindernis namhaft, (ein Buch liesse sich über die weiteren Hemmnisse schreiben), nicht einmal die Mitgiftlosigkeit der Jungfrau, die ach so oft den Ehetrieb des Mannes bändigt.

Wie wäre es, wenn die durch ihre Gehirnthätigkeit herabgekommenen „Damen", zum Ausgleich sich Naturburschen, Männer von strotzender Kraftfülle, Nichtgehirnmänner zu Vätern ihrer Kindern wählten, nach dem Muster der berühmten pytagoräischen Philosophin Mysia, die dem stärksten Athleten ihres Landes die Hand zum Ehebunde reichte. Nebenbei bemerke ich, dass es für den Herrn Möbius sehr nützlich wäre, die Geschichte dieser Philosophinnen zu lesen. Er würde zu seinem Erstaunen erfahren, dass diese „Damen", die oft viele Kinder hatten (Theana hatte deren neun), den Ruf ausgezeichneter Mütter und Gattinnen genossen.

„Die modernen Närrinnen sind schlechte Gebärerinnen und Mütter." Das denkt er sich aus. Er ist gewiss ein ehrenwerter Mann. Aber hier verleumdet er einfach, der „schöne alte Herr" Möbius.

Die Heiligkeit der Mutterschaft, dass der Wert des Weibes in seiner Mütterlichkeit ruhe, sind Sätze von erprobter ethischer Wirkung, Sätze aber ohne Wahrhaftigkeit, am Ende nichts als ein Kniff, (ein Wort des Herrn Möbius) um „die rasende Horde kreischender Weiber" (Bezeichnung eines anderen Antifeministen) an der Invasion in das gesegnete Land, wo des Mannes Ernte blüht, zu hindern.

Für die Frau, die ausserehelich Mutter geworden, ist die Mutterschaft ja eine Schmach.

Und wer hat je bemerkt, dass die verheiratete Frau, die nicht Mutter geworden ist, in der Schätzung der Gesellschaft auch nur um einen Schatten tiefer steht, als die mit Kindern gesegnete? Ob sie

Mutter geworden oder kinderlos geblieben ist, darnach kräht kein Hahn. Den Männern ist sogar im allgemeinen die Nichtmutter unter den Verheirateten sympathischer als die Mutter.

— — — — — — — — — — — — — — — — —

Litterarischer Beweis. Als dasjenige Buch, das am besten den Beweis der geistigen Inferiorität des Weibes geliefert hat, bezeichnet Möbius das von Lombroso und Ferrero herausgegebene Werk „Das Weib“.

Nun, dieses Buch hat der damals 19jährige Ferrero so gut wie allein geschrieben. Lombroso hat seinem jungen Schüler nur die zu benutzenden Schriftquellen erschlossen. Ich weiss es aus dem eigenen Munde Ferreros, dem ich einen überaus sympathischen, hochbegabten Jüngling kennen lernte. Er versicherte mir, dass er gar kein Interesse an der Frauenfrage nähme, vielmehr nur die ihm von seinem Meister gestellte Aufgabe fleissig und gewissenhaft gelöst habe.

Da Lombroso Jude ist, mag bei seiner Ansicht vom Weibe jüdische Tradition mitgewirkt haben. Im täglichen Gebet des Juden war bekanntlich der Dank gegen Jehova enthalten, dass er als männliches, nicht als weibliches Geschöpf zur Welt gekommen.

Merkwürdig. Lombrosos Tochter ist nicht nur eine der fruchtbarsten italienischen Schriftstellerinnen, sie hat auch in dem letzten sozialistischen Aufstande eine bemerkenswerte politische Rolle gespielt.

— — — — — — — — — — — — — — — — —

Wie erwerben deutsche gelehrte Herren à la Möbius ihre Kenntnis der Frauennatur? Auf empirischem Wege kaum. So trefflich ethisch beschlagene Wissenschaftler wie er haben sich voraussichtlich als Jünglinge von der Hefe des Frauentums fern gehalten, nicht wie Schopenhauer haben sie sich aus dem Verkehr mit Dirnen ihre Anschauungen über das Weib gebildet. An die Studienzeit schliesst sich bei emsigen Medizinern, (ich wende mich hier speziell gegen die Aerzte, weil in ihren Reihen unsere erbittertsten Gegner sitzen) ihr so mühevoller, absorbierender, immer neue Studien erheischender Beruf. Ihre Stunden der Musse reichen wohl gerade hin, um behufs der Verheiratung mit einem jungen Mädchen einen Herzensbund zu schliessen. Dass ein Möbius nach der Verheiratung noch Verlangen getragen haben sollte, mit dem schwachsinnigen Geschlecht einen lebhaften geistigen Verkehr zu pflegen, ist mehr als unwahrscheinlich. Und liessen sich Gesellschaften nicht vermeiden, so ersuchte er wohl die Gastgeberin, ihn mit einer intelligenz-verdächtigen weiblichen Person als Nachbarin zu verschonen.

Und die Patientinnen? Nicht ausreichendes Material für die Wahrnehmungen eines Arztes?

Herr Möbius schwöre, dass er bei der Behandlung seiner Patienten den Gegensatz zwischen weiblichem Schwachsinn (z. B. ihrem Unvermögen, heftige Affekte zu beherrschen) und männlicher Geistesstärke vollauf bestätigt befunden hat, so will ich ihm glauben? nein, — dann würde ich noch andere Aerzte um ihre Meinung fragen.

— — — — — — — — — — — — — — — —

Wären Flüche nicht aus der Mode, und wäre ich Fanatikerin genug, mich ihrer zu bedienen, so wüsste ich einen Fluch, wie gemacht für den Entdecker des weiblichen Schwachsinns. Ich würde ihm anfluchen sieben Töchter, alle in schönster Reinzucht mit seinem weiblichen Schwachsinn behaftet. Und alle Sieben sollen ohne Gatten und ohne Beruf (den er ihnen ja verbietet) vor den Augen ihres Rabenvaters geistig und physisch verkümmern. Und eine ältliche Frau Gemahlin thäte ich ihm anfluchen, gespickt mit all den Charakterraritäten des in seinem Geist spukenden alten Weibes. (Wahrscheinlich ist er gar nicht verheiratet, oder er hat eine ungeheuer kluge Frau, was ihn fürchterlich ärgert, und seine Schrift ist nichts als eine Rache, die er an ihr nimmt.) Und schliesslich empfehle ich ihn dem wütendem Zorn der thracischen Weiber, denn diese sollen wirklich unfähig gewesen sein, ihre heftigen Affekte zu beherrschen.

— — — — — — — — — — — — — — — —

Wie? Die Frauen bemühen sich, ihren niedrigen Charakter zu veredeln, sich ihrer Tierähnlichkeit allmählich zu entäussern, und die Möbiusse, anstatt ihnen die helfende Hand zu reichen, stossen sie in die Tiefe der Tierheit zurück?

Wer den Menschen hindert, sich aufwärts zu entwickeln, ist kulturfeindlich. Er vertritt das Prinzip des Bösen. Der schöne Herr Möbius ist ein böser Mensch.

Ob seine Schrift in überzeugender Weise den Beweis des weiblichen Schwachsinns im Vergleich zu der eminenten Geisteskraft des Mannes geliefert hat??“

Hedwig Dohm.

---

6. Die Frau. (Berlin, Juni 1901.)

„Von Zeit zu Zeit taucht immer einmal wieder ein Mediziner auf, der mit sensationellen Behauptungen über die geistige Beschaffenheit der Frau ein billiges Aufsehen erregt. Die Sache ist jetzt bereits jubiläumsreif, denn bekanntlich begann Professor von Bischoff in den siebziger Jahren den Reigen. Auf Bischoff folgten Runge und Albert, von dessen Broschüre Marie von Ebner-Eschenbach bekanntlich sagte: „Solche Bücher nützen uns mehr als sie schaden.“

Jetzt ist wieder ein ganz kleiner Epigone erstanden, der über den physiologischen Schwachsinn des Weibes allerlei Märe zu berichten weiss, gespickt mit Reminiscenzen aus Schopenhauer, Lombroso und den ärztlichen Kollegen. Seine medizinischen Behauptungen haben bereits eine sachverständige Entgegnung gefunden; die übrigen einer Widerlegung zu würdigen, liegt kein Grund vor. Ist doch der Verfasser kindlich genug, um sich beispielsweise an der Anwendung des Namens „Frau“ als Kollektivbezeichnung für das ganze Geschlecht zu ärgern, das seiner Ansicht nach nur Anspruch auf den Namen „Weiber“ habe. Wir raten ihm, zu einer Beseitigung dieses Ärgernisses sich doch einmal an die Eisenbahnverwaltung zu wenden, mit der Bitte, die Aufschrift „Frauenkoupee“ in „Weiberkoupee“ zu verwandeln, was nach Ansicht des Herrn Möbius allein dem Sprachgefühl des deutschen Volkes entsprechen würde. Im übrigen ist die Sucht des Verfassers, überall nur Krankheit und Schwachsinn zu sehen, wohl genügend durch sein Buch „Über das Pathologische bei Goethe“ gekennzeichnet.

Das übrigens ein Blatt wie der „Zeitgeist“ dieses Bischoff-Lombroso-Albert-Runge-Möbiussche Ragout mit einer höchst faden Hans Schulzeschen Brühe serviert seinen Lesern vorzusetzen wagt, zeigt, auf was für einen Geschmack man in dem Lande noch rechnen darf, dem die Frauen einst als „etwas Heiliges“ galten. Die Frauenbewegung aber wird über alle diese Schulze und Müller, diese Hans und Kunz zur Tagesordnung übergehen.

Es wäre ja freilich ein Leichtes, dem Schriftchen „Vom physiologischen Schwachsinn des Weibes“ ein gleiches „Vom physiologischen Starksinn, vulgo Brutalität, des Mannes“ entgegenzusetzen. Ich wollte mich gleich anheischig machen, dabei zu ebenso schiefen Resultaten zu kommen. Die geschlechtliche Infizierung der Mehrzahl der Männer, die Tausende von Frauen, die durch sie vernichtet werden, die Milliarden, die sie alljährlich in Alkohol, Tabak und kulinarische Genüsse umsetzen, der brutale Egoismus von Tausenden von Ehemännern und Familienvätern, was für grandiose Themen für ein Kapitel über den physiologischen Starksinn des Mannes! Wahrlich, es wäre leicht, gegen Schopenhauer zu behaupten, dass die Frau der eigentliche Mensch sei, leicht, in der Frau der heutigen Zeit mehr edelmenschliche Züge nachzuweisen, als in dem durch den Dienst der Venus, des Bacchus und Gambrinus entarteten Mann. Den physischen Grund solcher Entartung könnten wir ja dann, die Frau als Normalmensch gesetzt, in dem zu grossen Gehirn und der zu massiven Beschaffenheit des Mannes suchen, die ihn höchstens geeignet machen, ihr als Gehirn- und Krafttier Systeme und technische Apparate zur Erleichterung ihrer rein menschlichen Wirksamkeit zu bauen. Aber wir Frauen von heute haben anderes zu thun, als solche Spielereien.

Wir wollen zusammen mit den Männern, die mehr können, als sensationelle Broschüren schreiben, eine Zeit heraufführen helfen, in der billige Schmähungen der Frauen die verdiente Nichtbeachtung finden, in der Mann und Frau vereint, wie in der Familie, so auch im öffentlichen Leben, an der Hebung und Veredelung der Menschheit arbeiten."

---

7. „Neue Bahnen." Vom 15. Nov. 1901.

„Diese 3. Auflage würde unglaublich sein, wenn wir es nicht erlebt hätten, dass nach der Besprechung der unmöglichen Dichtungen von Friederike Kempner durch Paul Lindau, die so ergötzliche Probe der Kempner'schen Poesie brachte, in schneller Reihenfolge sieben Auflagen vergriffen worden wären. Das oft so blasierte Lesepublikum greift nach derartigen wunderlichen Geisteserzeugnissen, um sich in bequemer Weise zu ergötzen. Diese Auslassungen sind keineswegs ein Produkt der bitteren Kränkung, welche wir Frauen über diese geringachtende Darstellung des gelehrten Professors empfinden. Die Kritiken der Männer sind nicht minder absprechend. So finden wir im Feuilleton der „Neuen Freien Presse" folgende Darstellung:

„Das Büchlein ist im „Litteratur-Blatt" vom 14. Juni d. J. nach Verdienst behandelt worden. Seither ist die dritte Auflage erschienen, welche an dem famosen Texte nichts geändert hat. Abermals spricht Herr Möbius von einem physiologischen Schwachsinn und kümmert sich nicht um den Widerspruch im Titel; ebensowenig wie man von einem physiologischen Rausch, einer physiologischen Verletzung oder Lungenentzündung sprechen kann, ebensowenig darf man von einem psychischen Defekte, dem Schwachsinn, das Epitheton „physiologisch" geben. Wie in den früheren Auflagen begeht Herr Möbius den noch bedenklicheren Irrtum, dass er von dem Weibe Leistungen fordert, welche mit jenen des Mannes durchaus kongruent sein sollen. Da das Weib sich nach diesem Masse nicht messen lässt, ist sie — schwachsinnig. Mit demselben Recht oder eigentlich Unrecht könnte ja ein weiblicher Möbius vom „physiologischen Schwachsinn des Mannes" reden! Mit einem Worte, Möbius verlangt vollständige physische und psychische Gleichheit zwischen Mann und Weib, das heisst, er fordert Unmöglichkeit. Er übersieht, oder will übersehen, dass das Weib anders — nicht schwachsinniger! — ist, als der Mann, dass es aber durchschnittlich ebenso viel leisten kann, wie dieser. Es kann Doktor, Professor, Mathematiker, Künstler werden wie der Mann, und für männliche Eigentümlichkeiten, die es nicht besitzen kann, verfügt es über Eigenschaften, welche ein Mann nie besitzen wird. Das Interessanteste an dieser Auflage des Büchleins ist der „Anhang" und das „Vorwort". Dort werden Kritiken und Zuschriften veröffentlicht; dort geht es dem Verfasser, wie er es verdient nämlich recht schlecht. Fachmänner lehnen ihn grosseuteils ab, und Kritikerinnen behandeln ihn nicht eben mit Glacéhandschuhen. Eine wünscht ihm gar sieben mit „Schwachsinn" behaftete Töchter, welche ohne Gatten und ohne Beruf ihm zur Last fallen; ferner eine alte Frau, welche so beschaffen sein sollte, wie er die alten Frauen charakterisiert. Noch interessanter ist das „Vorwort" zu dieser Auflage. Herr Möbius beginnt mit einem schlechten Witze: Mädchen und Frauen, die fühlen, dass er Recht habe, pflegten nicht zu den Gefiederten zu gehören. Ferner behauptet er, es sei eine Schande, wenn man sich jetzt noch auf die Aussagen des Professors Brühl in der Gehirnfrage berufe, Möbius hat über diese schwierige Frage nicht selbstständig gearbeitet, er begnügt sich blos mit Citaten: auf einen ehrlichen Arbeiter, wie es Brühl war, so loszuschlagen, ist jedenfalls vom Übel, besonders wenn jener ehrlicher Arbeiter tot ist und sich nicht mehr wehren kann."

Wenn ein gelehrter Kollege[1]) Herrn Professor Möbius so wenig ernsthaft behandelt, so wird man es uns nicht verdenken, wenn wir in seinen Ausführungen lediglich die Wirkung einer krankhaften Gereiztheit erblicken.

Auguste Schmidt.

---

8. Brief einer wohlmeinenden Leserin.

„Sie sind sicher ein sehr kluger Mensch und ein scharfer Beobachter. Sie mögen auch als Irrenarzt Ihren Collegen gegenüber Recht haben und ihnen mit der Characterisirung der Weiber sehr nützlich sein. Sie mögen auch leider dem Gros der Weiber gegenüber Recht haben, aber dass Sie behaupten, das Weib könne nicht über seine Naturanlage hinaus, müsse auf dem Standpunkt stehen bleiben, auf den es die Natur gestellt hat, es sei unfähig zur Veredelung, zur Vervollkommnung, zur Selbsterziehung, das ist eine beleidigende Behauptung, das ist einseitiger, engherziger Männerhochmut!

Ob es meiner ungeübten Laienfeder gelingen wird, Sie zu überzeugen? Ihnen von vornherein den Glauben zu geben, dass Ihr Aufsatz „Ueber den physiologischen Schwachsinn des Weibes" mich nicht erregt hat, nicht zur „Zungenfertigkeit" reizte, dass ich im Gegenteil viele Wahrheiten zugeben muss, Ihnen für manche Aufschlüsse dankbar bin, aber auch andrerseits mich gedrungen fühle, Ihnen die verloren gegangenen Ideale in's Gedächtniss zu rufen.

---

1) Der Verfasser der geistreichen Kritik in der N. Fr. Pr. ist angeblich „Dr. A. K."

Wenn ich Ihre Vorrede recht verstehe, so wünschen Sie ja auch Entgegnungen, Widerlegungen und diese auch aus von Frauenhand geführter Feder.

Dass Sie den „Emancipirten“ die Kardinalfehler der Weiber vor Augen führen, ist eine sehr nützliche Arbeit, denn ich mag es in meinem Weiberstolz nicht leiden, wenn wir unser eigenes Geschlecht missachten und Männer werden wollen, und zwar theile ich ganz Ihre Ansicht. Unsere Geistes- und Körperkräfte, unsere Nerven sind der Concurrenz mit dem Manne nicht gewachsen! In der Mehrzahl und im Allgemeinen stehen wir hinter dem Manne zurück! Die Vorsehung gab uns eben andere Ziele. Wir sind mit wenig Ausnahmen, wie auch Sie sagen, keine Erfinderinnen, keine Schöpferinnen, wohl aber Erhalterinnen. Wenn im Besondern der Mann der Erwerber ist, die Frau aber für die Bewacherin, die Hüterin gilt, so ist das ganz gewiss auch auf das Allgemeine zu übertragen.

Wesshalb soll das aber als Schandmal für die Weiber gelten? In einem Staat, wo Kunst und Wissenschaft, Handel und Wandel blühen, warens doch stets die Frauen, welche das Gute und Schöne das die Männer erzeugten, anerkannten, sich aneigneten, sich begeisterten, die Männer zu weiterer Schaffenslust anregten, die Ideale hoch hielten.

Wären die Weiber stets auf dem Standpunkt stehen geblieben, den Sie ihnen geben, so hätten sie sich nimmer zu Lebensgefährtinnen, Musen und dergl. aufschwingen können. Wesshalb soll das Weib so tief unter dem Manne stehen, dass Sie es nicht einmal als dessen Ergänzung anerkennen?

Ziehen wir doch einmal einen Vergleich und er wird ergeben, dass die Geschlechter lieber duldsam sein sollten und sich nichts vorwerfen dürfen, da Fehler und Schwächen auf beiden Seiten sind, und beide, auch das Weib, trotz seiner Natur- und Cardinalfehler der Veredelung fähig ist.

Welch ein rohes Gebilde ist denn auch der Mann ohne Cultur, Erziehung, Belehrung! wie hoch steht das Weib in den Culturstaaten über den Sclavenvölkern. Dass es im Culturstaat als Gefährtin des Mannes nicht gleichmässig innerlicher ist, sind noch immer Folgen der Erziehung, der häuslichen Verhältnisse.

Wenn Sie dem Weibe im Allgemeinen Grausamkeit zuschreiben, so steht derselben beim Manne Roheit gegenüber. Und zeigt der Streber, der Lebemann nicht gleichfalls Selbstsucht, Berechnung, niedrigste Sucht nach eignem Vortheil, wenn er dem reichen Mädchen Liebe heuchelt, es heirathet, um es leicht im Kampfe um's Dasein durch ihr Geld zu haben!

Hang zur Lüge soll das Weib haben? besonders in ihren Liebesleben. Wie Manches ist theilweis wahr, was Sie davon sagen und doch zeugen die im Allgemeinen grosse Vertrauensseeligkeit der Weiber und daraus folgende bittere Enttäuschungen davon, dass sie den Männern nichts Arges zutrauen, weil sie sich selbst nicht arg fühlen. Das wird Sie wieder bestimmen, zu behaupten, dass die Frauen ohne Urtheilskraft sind. Sprechen Sie ihnen wirklich ein Gewissen, einen innern Richter ihrer Handlungen ab?

Anstatt weiter zu vergleichen, werde ich meine Beweise der Kürze halber zusammenfassen und Ihnen auseinandersetzen, auf welchem Standpunkt Sie stehen und auf welchem Standpunkt eine durch Selbstzucht, Erkenntniss, Christenthum aus ihren Fehlern herausgewachsene Frau sich befindet.

Sie wiederholen, dass die Männer das Weib von rechtswegen nur gesund und dumm wünschen müssten, damit es seine ihm von der Natur gegebene Aufgabe erfülle.

O wie wäre es um die Männer bestellt, wenn nicht Gott über der Natur wäre und das Weib nicht mehr wäre als das Mittel zur Erhaltung des Menschengeschlechts.

Aus eigner Beobachtung weiss ich, dass dumme Mütter fast immer dumme Kinder, mindestens dumme Söhne haben, dass ihr Mann engherzig, tyrannisch, hausbacken u. s. w. ist.

Edle, intelligente Frauen dagegen besitzen gut geartete, kluge Kinder, ihrem Mann schaffen sie ein ordentliches, freundliches Heim und sind sein bester Kamerad, bei dem er im Frieden seines Hauses sich immer neu erfrischt, Anregung und Verständniss sucht und findet. Seine Wahl ehrt ihn selbst und er fühlt sich durch sie gehoben, er wird unwillkürlich besser, tüchtiger, um niemals in der Schätzung der Frau zu sinken, die sein weiteres, reiferes Wissen anerkennt, ohne blind für seine Schwächen zu sein, wie sie die ihrigen dem Manne zuliebe und aus innerm Drang zur Vervollkommnung abzustreifen sucht. Die dumme Frau, welche thatsächlich bald versimpelt und einstens nur den Sinnen gefiel, ist in älteren Jahren von ihrem Manne geduldet, er ist freilich weit über sie hinaus und er sucht auch die Befriedigung allen Strebens in Aussendingen. Der Mann, der sich jedoch eine vornehm denkende, intelligente Frau erwählte, ehrt, liebt und achtet auch seine alternde Frau und alle äusseren Erfolge gelten ihm weniger wie sein harmonisches, reines Familienleben. Eine dergestalt über ihren Geschlechtsmängeln stehende Frau wird auch bei reiferer Lebenserfahrung Mittel und Wege auszunützen verstehen, sich den Ihrigen frisch und gesund zu erhalten, da sie sehr wohl weiss, wie viel sie dem Staat als frohsinnige, gesunde Hausfrau werth ist.

Sie stellen sich auf den Standpunkt der Natur, welche die Menschen nur als eine Klasse von Geschöpfen betrachtet, welche sich wie die niedrigen Gattungen fortpflanzen sollen. Wozu hat denn aber um eines so einfach thierischen Zweckes willen die Natur den Mann mit seinem so bewunderungswürdig gekrausten Gehirn erschaffen?! das nicht rastet, sich zum Herrn aller Naturkräfte zu machen? Weshalb ist das Weibergehirn so ähnlich?

Das ist doch nicht wegen des Hungers im Kampf um's tägliche Brot! Im Gegenteil, wo er erleichtert ist, fängt der Drang nach Erkenntniss, nach innerer Veredlung und Verschönerung an und dabei bemerkt der Mann mit Erstaunen, dass er im Verein mit dem Weibe weiter kommt, mit dem Weibe, das seine Ergänzung ist, und sehr wohl befähigt ist, eine Seelenharmonie mit dem Manne zu schliessen, die über den Alltag hinausgeht und trotz des Alltags besteht. Um so mehr vielleicht, wenn die Frau Mitarbeiterin des Mannes ist, oder doch wenigstens Theilhaberin seiner Interessen. Ich denke hierbei allerdings mehr an die Frau der gebildeteren Kreise, an die Landwirthin auf einem grösseren Gut, an die Gattin des akademisch gebildeten Mannes. In einfacheren Verhältnissen, an der Seite roher denkender Männer mag es ja sehr schwer, fast unmöglich sein, dass die Frau sich über das eigentliche Niveau erhebt. —

Sollte Ihnen wirklich noch nie der edle Zweck der Ehe klar geworden sein? In einem so intimen Zusammenleben, bei beiderseitigem Drang nach innern Gütern wissen Mann und Weib wohl, dass das Weib ganz berechtigt ist, seinen Platz an der Seite des Mannes zu haben, um seinen viel höheren Zweck zu erfüllen, wie ich es bereits zu schildern versuchte. Die Töchter aus solcher Ehe werden, wenn nicht schon angeborenes, so doch anerzogenes Wahrhaftigkeitsgefühl, moralischen Stolz und Feingefühl, Selbstbeherrschung, gesunden Menschenverstand, Pflichtgefühl, Liebe zur Thätigkeit, zu innerer Reife und körperliche Gesundheit besitzen. Ist die Erziehung der Töchter zu allen Zeiten in den gebildeten Ständen meist eine zu unpractische, sie dem eigentlichen Leben fern haltende gewesen, so war sie in den unteren Klassen zu roh und so würde es bleiben, wenn die Männer auf Ihren Artikel hin die Frauen missachteten, ihr keinen Antheil an der Veredlung des Menschengeschlechtes einräumen wollten.

Unter meinen Kindern besitze ich drei Töchter, welche in wenigen Jahren so reif sein werden, Ihren Artikel zu verstehen und sie sollen ihn lesen und Ihnen dankbar sein, denn durch Ihre Broschüre lernen sie die natürlichen Schwächen ihres Geschlechtes erkennen und mit dieser Erkenntniss werden sie streben, sich davon frei zu machen.

Auch unter meinen Bekannten will ich Ihren Aufsatz die Runde machen lassen, denn ich habe das Glück zu einer besseren Klasse von Frauen zu gehören, deren Männer sich darum nicht ganz so erhaben über ihnen fühlen, wie leider so viele Herren der Schöpfung, welche keine Frauen mit veredelter Sinnesart erwählten.

Möchte aus dem vorgenannten Grunde Ihre Broschüre weitere Verbreitung finden und meine Vertheidigung des Weibergeschlechts ein Ansporn daneben für dasselbe werden. Möchten auch die sich auf Irrwegen befindenden Emanzipirten sich klar machen, dass wir thatsächlich nicht als Concurrentin des Mannes' unsere Bestimmung erreichen, dass wir uns darin nie ausleben werden, sondern dass wir lieber eine scheinbar zweite Stellung einnehmen wollen, in die wir uns mit unserer Anspruchslosigkeit und unserm Anpassungsvermögen sehr bald hineinfinden werden. Haben wir streng an unsrer Selbsterziehung gearbeitet, unserer angeborenen Bescheidenheit Raum gegeben und unser starkes Gottvertrauen wieder erfasst, so wird sich auch den scheinbaren Stiefkindern des menschlichen Geschlechts ein Plätzchen zeigen, auf dem sie sich als nützliches und geachtetes Glied der Menschheit fühlen."

---

9. Brief einer zustimmenden Leserin.

„Mit grossem Interesse lese ich eben Ihre Ansichten über die „Weiber." Das Wort hat leider im Plural einen bösen Klang bekommen. Es ist aber der einzig richtige Ausdruck im Gegensatz zu 'dem Worte „Männer," und ich freue mich, dass Sie ihn wieder zu Ehren eingesetzt haben. Wir armen Weiber kommen leider recht schlecht weg und man muss sich eigentlich schämen, dass man ein Weib ist, — aber Recht haben Sie!

Das Weib hat immer etwas Unreifes, Unlogisches, Unselbstständiges; die Hilflosigkeit, die den Mann reizt, die dem Weibe Charme, Waffe und Schutz ist.

Ich bin ganz geknickt, denn in so klaren, dürren Worten habe ich mir die Thatsache eigentlich nie vorgestellt, obgleich ich vieles instinktiv gefühlt habe.

Was Sie über den Instinkt beim Weibe sagen, ist so fabelhaft wahr und richtig! Sie haben durch und durch gesehen. Aber dass der Instinkt mit den Jahren nachlässt, dass wusste ich nicht. Es wäre ja in der Natur der Sache begründet und durchaus logisch, dass ein — darf ich sagen psychisches Organ einschrumpft, wenn es nicht mehr gebraucht wird. Der Instinkt hat seine Schuldigkeit gethan, er kann gehn. Aber sollte an seine Stelle nicht etwas Verstand oder Erfahrung treten? Sollte der Geist keine Spätblüte haben können, wenn der Körper sich von den physischen Anstrengungen erholt hat? Ich meine nicht, dass die Frauen noch grosse lumina werden sollen, sondern, dass sie nicht absolut der progressiven Verdummung anheim fallen.

Ich habe drei schwere Wochenbetten durchgemacht und bin physisch, wie auch psychisch schon recht weit herunter gewesen. Ich habe mich aber in dem einen, wie im anderen Sinne wieder durchgearbeitet. Mein Geist hat nicht nur nicht gelitten, sondern er ist durch Leiden gewachsen. Es ist mehr Ernst und Nachdenken in mich gekommen. Ich habe keine Freude mehr an Äusserlichkeiten, Nichtigkeiten und oberflächlichem Geschwätz; ich möchte lernen, Erfahrungen sammeln und die combinieren. — Da bin ich wohl entartet? Ich bin aber vom Blaustrumpf weit entfernt. Nicht vieles möchte ich wissen, sondern meinen Verstand — so weit er reicht — ausbilden, um mir einigermassen ein Bild dessen zu machen, was mich umgiebt. —

Man sollte jedes Mädchen, neben dem Lesen, Schreiben und Rechnen, nur das lernen lassen, was sie reizt. Die Mädchen würden sich individueller entwickeln und wir würden keine Schablonenpuppen erhalten, die kurzsichtig, engbrüstig und nervös wären. Mein Töchterchen habe ich vor Jahresfrist aus der Schule genommen, weil sie zu wenig ass und körperlich nicht vorwärts kam. (Sie ist ein Sechsmonatskind, hat 180 gramm gewogen und war 25 cm lang[1]). Sie frisst förmlich, seitdem sie die Schulbänke hinter sich gelassen hat, und hat sich prächtig entwickelt. Trotzdem sie in diesem Jahre circa 24 cm gewachsen ist, sind die Muskeln prächtig im Stand; das Kind ist frisch und munter und concentriert sich in der einen Stunde, die sie täglich hat, vorzüglich, während ihre Gedanken in der Schule in alle Windrichtungen zerflatterten. Die Kleine ist sehr musikalisch; sie hat heute ihre 8. Halbstunde gehabt, spielt Sanatinen [sic!] von Clementi und baut Dreiklänge und deren Umkehrungen mit Leichtigkeit auf. Das Talent hat sie — ich kann Ihnen leider nicht helfen — von mir. Ich spielte als vierjähriges Kind alles nach dem Gehör. Bei mir stammt die Vererbung allerdings vom Vater. Das musikalische Plus bezahlen wir aber alle mit einem mathematischen Minus. Verzeihen Sie diesen Überfall und haben Sie Dank für ihre Schriften."

1) Die Zahlen sind natürlich falsch. Ein Kind von 6 Monaten wiegt 800—1000 g und ist etwa 35 cm lang.